中医四小经典口袋书

《汤头歌诀》
白话解口袋书

张大明　陈晓燕　编著

U0137499

中原农民出版社
·郑州·

图书在版编目(CIP)数据

《汤头歌诀》白话解口袋书 / 张大明,陈晓燕/编著.
—郑州:中原农民出版社,2016.3(2023.8重印)
(中医四小经典口袋书)
ISBN 978-7-5542-1382-7

Ⅰ.①汤… Ⅱ.①张… ②陈… Ⅲ.①方歌-译文-中国-

清代 Ⅳ.①R289.4

中国版本图书馆 CIP 数据核字(2016)第 021746 号

《汤头歌诀》白话解口袋书
TANGTOUGEJUE BAIHUAJIE KOUDAISHU

出版:中原农民出版社
地址:河南省郑东新区祥盛街 27 号 7 层　　**邮编**:450016
电话:0371-65788677
发行:全国新华书店
承印:河南省环发印务有限公司

开本:890mm×1240mm　　1/64
印张:4.75
字数:97 千字
版次:2016 年 3 月第 1 版　　**印次**:2023 年 8 月第 6 次印刷

书号:ISBN 978-7-5542-1382-7　　**定价**:12.00 元
本书如有印装质量问题,由承印厂负责调换

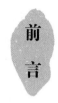

前言

　　方剂又称"汤头"，运用方剂治疗疾病，是中医的特色。而组成方剂的药物常是多味，且古今方剂数量巨大，记忆大量方剂成为初学中医者的沉重负担。为解决此问题，清代著名医家汪昂精选名方二百多首，编成《汤头歌诀》，在相当大的程度上减轻了记忆负担。汪先生编的《汤头歌诀》选取的方剂详略得当，主次分明，具有很强的代表性，基本覆盖了常见病，分门别类地掌握了这些方剂，即可应对一般的疾病，大大减少了初学方剂的数量，并且避免了初学方剂的盲目性。该歌诀为七言韵语，言简意赅，读之朗朗上口，利于记忆。故此书深受初学中医者的欢迎,成为中医四小经典之一,久行不衰,时有增补。但由于年代久远,文体所限,现代初学中医者理解尚有困难,故将其以现代白话解说,说明组方之意、功能、主治、服用方法、注意事项等,以有助于理解记忆书中方剂。

张大明

2016 年 1 月

目录

方剂基础知识

一、方剂配伍的目的

从单味药的应用到两味以上药物的配合运用,是中药治疗的一大飞跃。利用药物的不同性能,通过合理的配伍,组成方剂,可以达到减弊增利、扩大用途的目的,以适应复杂多变的疾病。

二、方剂组成的结构

依照药物的不同作用,可将方剂的结构分解为君、臣、佐、使四部分。

君药:为针对主要病症起主要治疗作用的药物。

臣药:辅助君药的药物,或是针对兼症起主要治疗作用的药物。

佐药：作用有三，一是佐助，助君药或臣药增强治疗作用；二是佐制，制约君药或臣药的不良作用；三是反佐，针对拒药，可选与君药或臣药性味相反的药，以消除拒药。

使药：引导药物达到治疗部位，或调和诸药使之协调的药物。

三、方剂的加减变化

为适应复杂的疾病，方剂在应用时常因病而变，或增减药物，或改变用量，或变换剂型。

《汤头歌诀》白话解

一、补益之剂

1. 四君子汤（附：六君子汤、异功散、香砂六君子汤）

四君子汤中和义　参术茯苓甘草比

益以夏陈名六君　祛痰补气阳虚饵

除却半夏名异功　或加香砂胃寒使

组成：人参　白术　茯苓　炙甘草

解说：方中四味药物都平和不偏，不热不燥，补而不峻，益而无害，取古语"君子致中和"之义，故名"四君子汤"。以人参为君药，益气健脾。选白术为臣药，苦温燥湿，加强益气助运之力。佐以甘淡的茯苓，健脾渗湿。再以炙甘草为使药，益气和中，兼调和诸药。加陈皮，名异功散，意在理气消滞，用于气虚伴气滞者。再加半夏,名为六君子,兼能燥湿化痰。若是胃寒,可加木香、砂仁,温胃行气。

2. 升阳益胃汤

升阳益胃参术芪　黄连半夏草陈皮

苓泻防风羌独活　柴胡白芍姜枣随

组成:黄芪　人参　半夏　炙甘草　羌活　独活　防风　白芍　陈皮　白术　茯苓　泽泻　柴胡　黄连

解说:升阳为升脾之阳,益胃是益胃之气。本方作者李东垣认为脾胃为元气之本,升降之枢,脾胃气虚则清阳不升,浊阴不降。故方中的药主要分为二组,一组重用黄芪,并用人参、白术、茯苓、陈皮、半夏、泽泻益气健脾,燥湿渗湿和胃,共为君药。一组为小量的柴胡、防风、羌活、独活,以升清阳,作为臣药。稍用黄连清热,防止风药过燥化热,并用白芍酸收，以防阳升太过，是为佐药。方中药物较多，以炙甘草为使药，调和诸药。

3. 黄芪鳖甲散

黄芪鳖甲地骨皮　艽菀参苓柴半知

地黄芍药天冬桂　甘桔桑皮劳热宜

组成：黄芪　鳖甲　天冬　地骨皮　秦艽　茯苓　柴胡　紫菀　半夏　知母　生地黄　白芍　桑白皮　炙甘草　人参　桔梗　肉桂

解说：此方主治虚劳发热，或兼有咳嗽。病机为气阴两伤，故以黄芪益气，鳖甲滋阴除热，共为君药。天冬、生地黄、知母、秦艽、地骨皮助鳖甲滋阴清虚热，人参助黄芪大补元气，共为臣药。半夏、茯苓、桔梗、紫菀、桑白皮下气止咳，柴胡、白芍舒肝养血，少量肉桂防阴药之滋腻，共为佐药。炙甘草调和诸药，为使药。

4. 秦艽鳖甲散

秦艽鳖甲治风劳　　地骨柴胡及青蒿

当归知母乌梅合　　止嗽除蒸敛汗高

组成:鳖甲　地骨皮　柴胡　秦艽　当归　知母　青蒿　乌梅

解说:本方主治感受风邪未能及时治疗,以致入里化热,消耗气阴而成的风劳病。主要表现为低热消瘦,困倦盗汗,咳嗽。方中主要药物兵分两路,一路以鳖甲、地骨皮作为君药,滋阴清虚热治其劳;另一路以柴胡、秦艽为臣药,和解祛风解肌退热治其风。青蒿清热,当归、知母滋阴养血,乌梅敛阴止汗,共为佐助之药。作为散剂,本方除青蒿、乌梅外均打粉,每次 6 克,每天 2～3 次,以青蒿、乌梅煎水送服。

5. 秦艽扶羸汤

秦艽扶羸鳖甲柴　地骨当归紫菀偕

半夏人参兼炙草　肺劳蒸嗽服之谐

组成：柴胡　秦艽　人参　当归　炙鳖甲　地骨皮　紫菀　半夏　炙甘草

解说：羸为瘦弱，此方以秦艽为君，合诸药可扶助因肺痿虚热劳嗽而瘦弱的患者，故名"秦艽扶羸汤"。方内以秦艽清虚热为君药。鳖甲、地骨皮补阴血，助君药除虚热，人参、当归益气养血，共为臣药。柴胡、紫菀、半夏利气除痰止嗽为佐药。炙甘草调和诸药，为使药。

6. 紫菀汤

紫菀汤中知贝母　参苓五味阿胶偶

再加甘桔治肺伤　咳血吐痰劳热久

组成：紫菀　阿胶　知母　贝母　桔梗

人参　茯苓　甘草　五味子

解说:此方针对肺阴虚燥热,肺气上逆之病机,用紫菀、阿胶为君药,润肺补肺,消痰止嗽。知母、贝母清肺化痰,润燥止咳,人参、甘草、茯苓补脾益土以保肺金,共为臣药。五味子补肾水,敛肺气,是为佐药。桔梗引诸药上行入肺,为使药。诸药合用,可治久嗽不止,气耗阴伤,咳血吐痰,少气懒言等症。

7. 百合固金汤

百合固金二地黄　玄参贝母桔甘藏

麦冬芍药当归配　喘咳痰血肺家伤

组成:生地黄　熟地黄　麦冬　百合　芍药　当归　贝母　生甘草　玄参　桔梗

解说:肺在五行中属金,肺金不固则变生诸证,如肺肾阴亏火灼,而有咳喘吐血,咽喉燥痛,午后潮热等症。本方可使肺金宁而肺气固,故名"百合固金汤"。方中百合甘微寒,滋阴清热,润肺止咳;生地黄、熟地黄兼用,滋阴养血而兼清热凉血,三者共为君药。麦冬滋阴润肺,玄参助熟地黄滋阴清火利咽,同为臣药。贝母化痰止咳,当归止咳并配芍药以养阴血,是为佐药。桔梗利咽化痰,并载药上行,生甘草清热泻火,调和诸药,合为使药。全方肺肾同补,养阴清热,润肺化痰。

8. 补肺阿胶散

补肺阿胶马兜铃　鼠粘甘草杏糯停
肺虚火盛人当服　顺气生津嗽哽宁

组成:阿胶　牛蒡子(鼠粘子)　炙甘草　马兜铃　杏仁　糯米

解说:此方主治阴虚肺热津伤的咳嗽气喘。阿胶用量独重,滋阴养血补肺,是为君药。马兜铃助君药清泻肺热,牛蒡子(别名鼠粘子)宣肺顺气利咽,杏仁止咳平喘,同为臣药。糯米培土生金,是为佐药。甘草调和诸药,为使药。

9.小建中汤(附:黄芪建中汤、十四味建中汤)

> 小建中汤芍药多　桂姜甘草大枣和
> 更加饴糖补中脏　虚劳腹冷服之瘥
> 增入黄芪名亦尔　表虚身痛效无过
> 又有建中十四味　阴斑劳损起沉疴
> 十全大补加附子　麦夏苁蓉仔细哦

组成:芍药　桂枝　炙甘草　生姜　大枣　饴糖

解说:小建中汤为滋阴和阳,阴阳双补,而偏于温阳的方子,能够建立中气,故名"小建中汤"。适用于治疗阴阳两虚而偏于阳虚的病症,如腹痛无定处,心悸,手足烦热,咽干口燥等。方中以饴糖为君药,用量独重,温中补虚,益阴润燥,缓急止痛。桂枝辛温,祛散寒邪,配饴糖、炙甘草甘温化阳;芍药酸寒,缓急止痛,合饴糖、炙甘草酸甘化阴,二味共为臣药。佐以生姜温胃散寒,大枣补脾养血。炙甘草既助饴糖配桂枝辛甘养阳,又合芍药酸甘化阴,并可调和诸药,是为使药。此方加黄芪补气,名"黄芪建中汤",适用于阴阳两虚兼气虚,身痛自汗者。十四味建中汤为十全大补汤(人参　白术　茯苓　炙甘草　熟地黄　白芍　当归　川芎　炙黄芪　肉桂)加附子、半夏、麦冬、肉苁蓉共 14 味药组成。主治阴证发斑,症见手足胸背等部位出现高出皮肤稀疏淡红色斑点。

10. 益气聪明汤

　　益气聪明汤蔓荆　　升葛参芪黄柏开
　　再加芍药炙甘草　　耳聋目障服之清
　　组成:黄芪　人参　葛根　蔓荆子　芍

药 黄柏 升麻 炙甘草

解说:此方通过升阳益气,令人耳聪目明,故名"益气聪明汤"。首以人参、黄芪、炙甘草益气补中,奠定升阳基础,作为君药。配升麻、葛根、蔓荆子轻扬之品,升发清阳,是为臣药。芍药养血酸收、黄柏清热降火,为佐药。炙甘草兼为使药,调和诸药。合用可以治疗由于中气虚而清阳不升导致的清窍失养,如视物昏花、耳鸣耳聋等症。若脾胃虚寒,可减去黄柏。

增辑

1. 独参汤

独参功擅得嘉名　血脱脉微可返生

一味人参浓取汁　应知专任力方宏

组成:人参

解说:此方独用人参一味,故名"独参

汤"。人参大补元气,因失血、过劳等导致的元气大伤,元气欲脱,元气暴脱之证,用之最为适宜。人参用量宜大,每次 30~60 克浓煎。如此则其功效专一,药力宏大,而能迅速起效,起死回生。

2. 龟鹿二仙胶

龟鹿二仙最守真　　补人三宝气精神

人参枸杞和龟鹿　　益寿延年实可珍

组成:鹿角　龟板　枸杞子　人参

解说:此方主治阴阳精血不足。方中鹿角温肾壮阳,益精养血,善通督脉;龟板填精补髓,滋阴养血,善通任脉,二药同为血肉有情之品,可峻补阴阳,同为君药。人参大补元气,枸杞子滋养肝肾,共为臣药。四药合用,药少效宏,补精气神,守真养气,不仅能治阴阳不足,并能益寿延年,生精助孕。

3. 保元汤

保元补益总偏温　桂草参芪四味存
男妇虚劳幼科痘　持纲三气妙难言

组成：黄芪　人参　炙甘草　肉桂

解说：此方有保守真元之气的功效，故称"保元汤"。主治元气不足，兼有阳虚。以黄芪补气升阳，为君药。人参补益脾肺，为臣药。配少量肉桂，温暖元阳，为佐药。炙甘草益气，兼调和诸药，为使药。此方纯补无泻，可使肺气、胃气、肾气充盛。不但能治疗成人虚怯劳损，畏寒无力，还能治疗小儿痘疮，阳虚顶陷，不能灌浆。

4. 还少丹

还少温调脾肾寒　茱淮苓地杜牛餐
苁蓉楮实茴巴枸　远志菖蒲味枣丸

组成：熟地黄　山药　牛膝　枸杞子

山茱萸　茯苓　杜仲　远志　五味子　楮实子　小茴香　巴戟天　肉苁蓉　石菖蒲　大枣

　　解说：此方并补先天后天，抗衰老，有返老还童之效，故称"还少丹"。方以肉苁蓉、巴戟天温补肾阳，培补先天；山药、茯苓、大枣健脾益气，补益后天，共为君药。熟地黄、枸杞子滋补肾阴，小茴香、楮实子散寒补阳，同为臣药。杜仲、牛膝补肾强腰膝，山茱萸、五味子固肾涩精，石菖蒲、远志安神，俱为佐药。诸药合用，可治脾肾不足之腰膝酸软，神疲乏力，饮食无味，身体瘦弱，健忘怔忡，遗精白浊，阳痿早泄等症。

5.金匮肾气丸(附：济生肾气丸、六味地黄丸、八仙长寿丸、七味都气丸、知柏地黄丸、杞菊地黄丸、归芍地黄丸、参麦地黄丸)

　　金匮肾气治肾虚　熟地淮药及山茱

丹皮苓泽加附桂　　引火归原热下趋
济生加入车牛膝　　二便通调肿胀除
钱氏六味去附桂　　专治阴虚火有余
六味再加五味麦　　八仙都气治相殊
更有知柏与杞菊　　归芍参麦各分途

　　组成:熟地黄　山药　山茱萸　泽泻
茯苓　牡丹皮　桂枝　附子

　　解说:此方为补肾阳的基础方,而其特点是滋肾药多而温肾药少,寓有阴中求阳,"少火生气"之义,而此方出于《金匮要略》,故名"金匮肾气丸"。方中附子大热,桂枝甘辛温阳化气,并引上浮之火回归于肾,共为君药。山茱萸、山药滋肾阴,益脾生精,同为臣药。泽泻、茯苓利水渗湿,并可防熟地黄滋腻,牡丹皮清肝火,同为佐药。全方三补三泻,补而不滞,堪为典范。济生肾气丸是上方加车前子、牛膝而成,增强了利水之功,适用于阳虚水肿,小便不利。减去方中的附子、桂枝，成为滋补肾阴的六味地黄丸，是为滋阴的基础方。八仙长寿丸即六味地黄丸加五味子、麦冬而成。增加了滋肺阴、收肺气的功能，可治肺肾阴虚，或喘或咳者。减去麦冬，名"七味都气丸"，治肺阴虚劳嗽，甚至喘不得卧。如加滋阴降火的知母、黄柏，则成为知柏地黄丸，治疗阴虚而兼火旺的骨蒸潮热、虚烦盗汗、遗精等症。杞菊地黄丸即六味地黄丸加枸杞子、菊花，更有养肝明目的功效，适用于肝肾阴虚，两目昏花之证。

归芍地黄丸是六味地黄丸加当归、白芍而成，增强了滋肾阴，养肝血的功能，治疗头眩耳鸣，两胁攻痛的病症。参麦地黄丸是加入人参、麦冬，治疗的病症与"归芍地黄丸"不同，主要治疗肺肾气阴两虚，虚喘虚咳。

6. 右归饮(附：左归饮)

右归饮治命门衰　　附桂山萸杜仲施

地草淮山枸杞子　便溏阳痿服之宜
左归饮主真阴弱　附桂当除易龟麦

组成:熟地黄　淮山药　枸杞子　山茱萸　炙甘草　肉桂　杜仲　制附子

解说:肾分左右,左肾中有真阴,右肾内藏元阳。此方针对肾阳不足,作用趋归于右肾,故名"右归饮"。方中制附子、肉桂温养肾阳,故为君药。熟地黄、枸杞子、山茱萸滋生肾阴,阴中求阳,是为臣药。淮山药补脾收敛涩精,杜仲益精而壮腰膝,共为佐药。炙甘草和中益气,调和诸药,为使药。本方从肾气丸化裁,去除三泻,而加杜仲、枸杞子大补之品,填精补血,补不畏滞,适用于阳虚较甚,表现为气怯神疲,阳痿精冷,腹痛腰酸,肢冷脉细的患者。左归饮减去方中补肾阳的制附子、肉桂、杜仲,再加茯苓,功效则转变为补益肾阴,作用趋归于左肾,而成"左归饮"。主治腰酸遗精,口燥盗汗,舌红少苔等阴虚火旺的病症。歌诀中的"易龟麦"与张景岳原方不符。

7. 当归补血汤 (附: 玉屏风散)

当归补血有奇功　归少芪多力最雄

更有芪防同白术　别名止汗玉屏风

组成: 黄芪　当归

解说: 此方虽然名为"当归补血汤",而方中君药却是补气药黄芪。是因有形之血,生于无形之气,所以黄芪用量五倍于当归,意在补气以生血。配合少量当归为臣药,养血和血,补虚治本。此方所治的血虚发热,为阴血亏损,不能敛阳,阳气浮散于上而致。本方使阴血充,浮阳潜,虚热自退。仍以黄芪为君药,去当归加白术健脾为臣药,加防风走表祛风为佐药,功效变为益气固表止汗。主治表虚自汗,以及预防虚人易感冒。此方抵御风邪如同屏风,效佳而珍贵如玉,故名"玉屏风散"。此方宜小量常服,效果方佳。若以大枣煎汤送服,可增强益气补虚之力。

8. 七宝美髯丹

七宝美髯何首乌　菟丝牛膝茯苓俱

骨脂枸杞当归合　专益肾肝精血虚

组成:何首乌　菟丝子　牛膝　当归　枸杞子　茯苓　补骨脂

解说:方中七味药物益肝补肾,珍贵如宝,有使须发乌黑而润泽,飘然而美的功效,故称"七宝美髯丹"。以何首乌为君药,用量独大,倍于他药,重点发挥其补肝肾、益精血、强筋骨、乌须发的作用。枸杞子、菟丝子、当归补肝肾精血,牛膝、补骨脂强筋骨,温肾阳,使其阳生阴长,共为臣药。茯苓渗湿反佐,使补而不滞。本方主治由于肝肾不足,精血亏虚所致的须发早白,脱发,齿牙动摇等,宜于长服。

9. 天王补心丹

天王补心柏枣仁　二冬生地与归身
三参桔梗朱砂味　远志茯苓共养神
或以菖蒲更五味　劳心思虑过耗真

组成:生地黄　柏子仁　炒酸枣仁　天冬　麦冬　当归　五味子　人参　玄参　丹参　桔梗　远志　茯苓　朱砂

解说:"天王",指邓天王。相传有僧人讲经过劳,梦见邓天王传授此方治其病而愈。其方作用为补心血、清心火、敛心气、养心神,故称"天王补心丹"。方中生地黄下滋肾阴,上养心血,生津除烦,量大重用为君药。炒酸枣仁、柏子仁补血润燥,五味子酸收敛神,助牛地黄安神;当归、人参养血益气,天冬、麦冬、玄参养阴清热,增生地黄之力,而为臣药。茯苓、远志交通心肾,丹参清心活血,共为佐药。桔梗载诸药上入心经,是为使药。上药制丸,炼蜜为丸,朱砂为衣,以增镇心定悸之效。主治心悸失眠,虚烦神疲,梦遗健忘,手足心热,口舌生疮等症。若劳累过度而精神恍惚,可用石菖蒲替换五味子。

10. 虎潜丸

  虎潜脚痿是神方　　虎胫膝陈地锁阳
  龟板姜归知芍柏　　再加羊肉捣丸尝

  组成:熟地黄　龟板　知母　黄柏　虎胫骨　牛膝　陈皮　白芍　锁阳　当归　干姜

  解说:此方主治阴虚火旺精耗所致的腰膝酸痛,脚软无力。服此方可使阴精固守于内以强筋骨,犹如虎潜山林,故称"虎潜丸"。方中熟地黄、龟板滋阴养血,生精补髓,黄柏、知母滋阴降火,共为君药。当归、白芍养血补肝,虎胫骨、牛膝益精润燥,健骨强筋,同为臣药。陈皮健脾理气,以防众多阴药滋腻;干姜、羊肉温中健脾,以防寒凉太过;锁阳温补肾阳,阳中求阴,共为佐药。方中虎胫骨禁用,可以豹骨、狗骨代替,用量宜大。

11. 河车大造丸

河车大造膝苁蓉　二地天冬杜柏从
五味锁阳归杞子　真元虚弱此方宗

组成:紫河车　牛膝　肉苁蓉　天冬　黄柏　五味子　锁阳　当归　熟地黄　生地黄　枸杞子　杜仲

解说:河车即紫河车,为人之胎盘。此方功效宏大,有如再造,故称"河车大造丸"。胎盘为血肉有情之物,可大补真元,峻补精血,正对真元虚弱,精血衰少的主症,当为君药。臣药分滋阴温阳两类,滋阴生血者有熟地黄、生地黄、天冬、枸杞子、当归,温阳益肾者有杜仲、锁阳、牛膝、肉苁蓉。五味子滋肾涩精,防阴精再耗;黄柏清泻相火,同为佐药。合方寒热并用,益气养血,滋阴益阳。

12. 斑龙丸

斑龙丸用鹿胶霜　苓柏菟脂熟地黄

等份为丸酒化服　玉龙关下补元阳

组成:鹿角胶　鹿角霜　茯苓　柏子仁　菟丝子　补骨脂　熟地黄

解说:梅花鹿又称"斑龙",此方中既用鹿角胶,又用鹿角霜,以之为君药,益肾助阳,补精养血,故称"斑龙丸"。补骨脂、菟丝子助君药温补肾阳,涩精止遗;熟地黄滋补肝肾,柏子仁养心补脾,共为臣药;茯苓养心安神,渗湿健脾,补中有泻,是为佐药。全方具有温补元阳延年益寿之功。

二、发表之剂

1. 麻黄汤

麻黄汤中用桂枝　　杏仁甘草四般施

发热恶寒头项痛　　伤寒服此汗淋漓

组成:麻黄　桂枝　杏仁　甘草

解说:此方主症为风寒邪气束困肌表,肺气不宣畅,因而恶寒无汗,喘息,头项强痛。故用君药麻黄,辛温发汗以散风寒,开宣肺气而平喘。桂枝通阳解肌,助麻黄发散,为臣药。杏仁苦温化痰利气,助麻黄平喘,为佐药。甘草甘缓,防止麻黄、桂枝发散太过,兼调和诸药,为使药。服药后邪随汗出,诸证可除。

2. 桂枝汤

> 桂枝汤治太阳风　芍药甘草姜枣同
> 桂麻相合名各半　太阳如疟此方功

组成:桂枝　芍药　甘草　生姜　大枣

解说:与前麻黄汤的主治对比,同为风寒,前方所治偏伤于寒而无汗,此方所治偏伤于风而有汗。既然有汗,即不以发汗为主,故以桂枝为君药以祛风。以生姜为臣药助君药发表散风邪。芍药味酸,合甘草、大枣酸甘以化阴以助汗源,是为佐药。甘草兼为使药。本方发汗力缓,服药后需喝热稀粥助药力,使患者微微汗出。将桂枝汤与麻黄汤合用,减少用量,成为桂枝麻黄各半汤,治疗或寒或热,热多寒少,如同疟疾,发热恶寒等症。

3. 大青龙汤

大青龙汤桂麻黄　　杏草石膏姜枣藏
太阳无汗兼烦躁　　风寒两解此方良

组成:麻黄　桂枝　甘草　杏仁　石膏
生姜　大枣

解说:此方重用君药麻黄,发汗力强,犹如青龙兴云致雨,故名为"大青龙汤"。为助麻黄发汗,以辛温的桂枝、生姜为臣药。石膏清里热而治烦躁,杏仁利气平喘,是为佐药。方中麻黄、石膏性峻烈,故用甘草、大枣缓和之,为使药。此方发汗解表,清热除烦,主治外感风寒,不汗出而烦躁,身体疼痛。

4. 小青龙汤

小青龙汤治水气　　喘咳呕哕渴利慰
姜桂麻黄芍药甘　　细辛半夏兼五味

组成:麻黄　芍药　细辛　干姜　甘草

桂枝　半夏　五味子

解说：外感风寒宜用麻黄汤解表发汗，而若再兼痰多清稀如水、咳嗽喘息等症，则要在麻黄汤的基础上，加干姜、细辛、半夏作为臣药，温化痰饮。方中辛散药较多，故加芍药酸收，五味子敛肺止咳，防止辛散太过，是为佐药。甘草调和诸药，为使药。

5.葛根汤

葛根汤内麻黄裹　　二味加入桂枝汤

轻可去实因无汗　　有汗加葛无麻黄

组成：葛根　麻黄　桂枝　生姜　甘草芍药　大枣

解说：此方用葛根解表祛邪，升津液濡润筋脉，缓解项背的拘急，用量独重，是为君药。麻黄、桂枝辛温，助葛根发汗解表，为臣药。大枣敛阴养血，芍药助葛根缓筋急，并缓和麻黄之峻性，为佐药。甘草调和诸药，为使药。全方发汗解表,濡润筋脉,主治外感风寒,筋脉失养,而恶寒发热无汗,头痛项背拘急。

6. 升麻葛根汤

升麻葛根汤钱氏　再加芍药甘草是
阳明发热与头疼　无汗恶寒均堪倚
亦治时疫与阳斑　豆疹已出慎勿使

组成:升麻　葛根　芍药　甘草

解说:此方出于宋代儿科大家钱仲阳,主治麻疹初起,透发不畅。方选升麻为君药,升散阳明,解毒透疹。葛根解肌透疹,生津除热,作为臣药。二药轻扬升散,通行肌表内外,为透达疹毒的常用对药。方中芍药宜用赤芍,作为佐药,取其清热凉血之中兼能活血之功。甘草调和药性为使药。若是豆疹已出,则慎勿使用。此方还可治阳证发斑及时行疫病。

7.九味羌活汤

九味羌活用防风　细辛苍芷与川芎
黄芩生地同甘草　三阳解表益姜葱
阴虚气弱人禁用　加减临时再变通

组成:羌活　防风　苍术　细辛　川芎
白芷　生地黄　黄芩　甘草

解说:方中羌活辛苦性温,散表寒兼祛风湿而止痛,为君药。防风、苍术助羌活祛风祛湿,为臣药。细辛、白芷、川芎祛风散寒,助羌活解表,并止头痛;生地黄、黄芩清里热,防各辛温燥烈之品助热伤津,俱为佐药。甘草调和诸药为使药。此九味配伍,发表清里,兼治内外,主治外感风寒湿,内有郁热之证,肢体酸楚疼痛,口苦而渴。此方峻烈,阴虚气弱的患者不可服用。

8.神术散(附:太无神术散)

神术散用廿草苍　细辛藁本芎芷羌

各走一经祛风湿　风寒泄泻总堪尝

太无神术即平胃　加入菖蒲与藿香

海藏神术苍防草　太阳无汗代麻黄

若以白术易苍术　太阳有汗此方良

组成:苍术　川芎　白芷　羌活　藁本
细辛　炙甘草　生姜

解说:此方主治外感风寒湿邪,头身疼痛,大便泄泻。重用苍术为君药,外而解表发汗止痛,内而健脾燥湿止泻。羌活入太阳经,细辛入少阴经,川芎入少阳经,藁本入膀胱经,白芷入阳明经,各走一经,合而用之可祛风除湿止痛,又可助君药解表,共为臣药。煎加生姜3片,以通阳解表,为佐药。炙甘草调和诸药,为使药。太无神术散是平胃散(苍术、厚朴、陈皮、炙甘草)加石菖蒲、藿香组成。与前方比,偏于理气和中化湿,主治四时不正之气所引起的恶寒发热,周身疼痛。"海藏神术散"由苍术、防风、炙甘草、葱白、生姜组成。也是散寒除湿,内外兼治。主治内伤冷饮,外感寒邪,恶寒无汗等。将上方的白术换为苍术,不用葱白,名为"白术汤"。白术能止汗,故此方治内伤冷饮,外感风邪,发热有汗之证。

9.麻黄附子细辛汤

麻黄附子细辛汤　发表温经两法彰

若非表里相兼治　少阴反热曷能康

组成:麻黄　附子　细辛

解说:此方所治为阳虚外感,在六经中属于太阳、少阴病两经病,不寒反热。所以宜解表与助阳温经配合,太阳少阴兼治,方可祛邪而不伤正。用麻黄发汗解表散寒,治太阳经病,为君药。附子辛热,顾护肾阳,治疗少阳经病,为臣药。细辛辛窜,既助麻黄解表,又助附子温阳,为佐药。三药并用,补中有发,发中有补,治疗少阳病发热有良效。

10. 人参败毒散(附:败毒散、消风败毒散)

> 人参败毒茯苓草　枳桔柴前羌独芎
> 薄荷少许姜三片　四时感冒有奇功
> 去参名为败毒散　加入消风治亦同

组成:人参　羌活　独活　柴胡　前胡
川芎　枳壳　桔梗　茯苓　甘草

解说:此方所治为气虚之人外感风寒湿邪,怕冷发热,头项强痛,肢体酸痛,咳痰胸闷。方中羌活、独活辛温发散,除湿止痛,共为君药。柴胡、川芎发散透邪,行气散风活血,为臣药。桔梗、枳壳并用,宣降气机,前胡化痰止咳,茯苓渗湿消痰,人参扶止,散中有补,同为佐药。甘草调和诸药,为使药。煎药时加入少许薄荷和生姜3片,可加强发散之效,治疗四时感冒。若病人体质不虚,可减去人参,名为"败毒散"。若与消风散同用,名为"消风败毒散",所治基本相同。

11.再造散

再造散用参芪甘　桂附羌防芎芍参

细辛加枣煨姜煎　阳虚无汗法当谙

组成:黄芪　人参　桂枝　芍药　制附子　细辛　羌活　防风　川芎　大枣　煨生姜　甘草

解说:再造,意为再次给予生命。本方温阳解表,转危为安,功同再造,故名"再造散"。所治病症为阳虚气弱而外感风寒,有倦怠嗜卧,面色苍白,语言低微,恶寒发热,热轻寒重,无汗肢冷等症状。对此治疗必须解表兼温阳,使邪去而不伤正。解表选羌活、细辛、桂枝、防风、川芎散寒祛风,兼以活血,作为君药。黄芪、人参、制附子补气助阳扶正,是为臣药。煨生姜温胃,大枣益脾,芍药滋阴,资助汗源,为佐药。甘草安中而调和诸药,为使药。

12. 麻黄人参芍药汤

　　麻黄人参芍药汤　　桂枝五味麦冬襄
　　归芪甘草汗兼补　　虚人外感服之康
　　组成:麻黄　人参　芍药　桂枝　五味子　麦冬　当归　黄芪　炙甘草

　　解说:此方治疗虚人外感风寒。取麻黄汤、桂枝汤各半,发散风寒,虽发汗而不峻猛。补虚则以人参、黄芪、炙甘草补中益气,当归、芍药补血敛阴,麦冬、五味子滋阴生津。诸药相合,虽然发汗祛邪而不伤正,补益正气而不留邪。

13. 神白散

　　神白散用白芷甘　　姜葱淡豉与相参

一切风寒皆可服　妇人鸡犬忌窥探

肘后单煎葱白豉　用代麻黄功不斩

　　组成:白芷　甘草　淡豆豉　生姜　葱白

　　解说:本方解表散寒,而药不峻猛,主治风寒轻症。白芷辛温,散风止痛,是为君药。葱白、淡豆豉通阳解表,共为臣药。生姜散寒和胃,是为佐药。甘草调和诸药为使药。《肘后备急方》的葱豉汤,只是用葱白、淡豆豉二味,也可发汗解表,以代替麻黄之功。

14. 十神汤

十神汤里葛升麻　陈草芎苏白芷加

麻黄赤芍兼香附　时邪感冒效堪夸

　　组成:葛根　升麻　陈皮　炙甘草　川芎　紫苏叶　白芷　麻黄　赤芍　香附　生姜　连须葱白

　　解说:方中葛根用量独重,升阳解肌,是

为君药。麻黄、紫苏叶、川芎、白芷、升麻、生姜、连须葱白通阳发汗散寒，陈皮、香附行气开郁，共为臣药。赤芍敛阴益营，防辛燥之药发散太过，使邪去而不伤正，是为佐药。炙甘草调和诸药，为使药。全方发汗解表理气，照顾全面。可作为时行感冒通用之方。

增辑

1. 银翘散

银翘散主上焦医　　竹叶荆牛薄荷豉
甘桔芦根凉解法　　风温初感此方宜
咳加杏仁渴花粉　　热甚栀芩次第施

组成：金银花　连翘　桔梗　牛蒡子薄荷　荆芥穗　淡豆豉　甘草　淡竹叶鲜芦根

解说：本方所治为风温初起，邪在上焦的风热感冒，故宜辛凉透表，清热解毒。方中金银花、连翘气味芳香,疏散风热,清热解毒,重用为君药。薄荷、牛蒡子疏散风热,清利头目,解毒利咽,可助君药之效;荆芥穗、淡豆豉解表散邪,均为臣药。鲜芦根、淡竹叶甘寒生津,桔梗开宣肺气而止咳利咽,同为佐药。甘草合桔梗止咳利咽,并可调和药性,兼为佐使药。本方为治疗风温初起的基本方,可根据兼症适当加减,咳嗽痰多,可加杏仁;热盛津伤口渴,可加天花粉生津止渴;热邪入里,可加栀子、黄芩清热泻火。

2. 桑菊饮

桑菊饮中桔梗翘　　杏仁甘草薄荷饶

芦根为引轻清剂　　热盛阳明入母膏

组成:桑叶　菊花　杏仁　连翘　薄荷　桔梗　生甘草　芦根

解说:本方主治外感风热,发热轻,咳嗽重。方中桑叶、菊花相须相用,散风热,宣肺止咳,是为君药。薄荷疏散风热,杏仁、桔梗宣肺止咳,共为臣药。连翘、芦根清热生津,为佐药。生甘草调和诸药为使药。若有阳明经胃热,可加知母、石膏清肺胃热。

3. 防风解毒汤

防风解毒荆薄荷　大力石膏竹叶和

甘桔连翘知木枳　风温痧疹肺经多

组成:防风　荆芥　薄荷　大力子(牛蒡子)　生石膏　竹叶　甘草　桔梗　连翘知母　木通　枳壳

解说:本方主治风温痧疹初起,而表证重者。方中荆芥、防风解表透疹,是为君药。薄荷、牛蒡子(别名大力子)助君药辛凉透疹,生石膏、知母、竹叶、连翘清肺胃之热,共为臣药。木通、枳壳利水通气为佐药。桔梗、甘草引药上达,调和诸药,为使药。诸药配合,体现了本方作者"痧疹不宜依证施治,惟当治肺"的治疗主张。

4. 竹叶柳蒡汤

　　竹叶柳蒡干葛知　蝉衣荆芥薄荷司

　　石膏粳米参甘麦　初起风疹此可施

　　组成:西河柳　荆芥穗　干葛(葛根)

牛蒡子　蝉蜕　薄荷　知母　甘草　玄参

麦冬　淡竹叶　石膏　粳米

　　解说:本方治疗麻疹初起,透发不畅,烦闷咽痛。方用西河柳、牛蒡子泻热透疹为君药。荆芥穗、葛根、薄荷、蝉蜕散风热而透疹为臣药。玄参、石膏、知母、麦冬、淡竹叶清热生津,共为佐药。甘草调和诸药,为使药。

5. 华盖散(附:三拗汤)

　　华盖麻黄杏橘红　桑皮苓草紫苏供

　　三拗只用麻甘杏　表散风寒力最雄

　　组成:麻黄　桑白皮　紫苏子　杏仁

赤茯苓　橘红　炙甘草

　　解说:"华盖",即帝王的车盖。因肺居诸脏腑之上,故称肺为五脏六腑之"华盖"。本方主治感受风寒,肺气不利,故称"华盖散"。方用麻黄为君药,辛温解表散寒,宣肺平喘。以桑白皮、紫苏子、杏仁为臣药,泻肺降气平喘。以橘红、赤茯苓为佐药,健脾理气,渗湿化痰。炙甘草益胃和中,调和诸药,为使药。三拗汤只用麻黄、杏仁、炙甘草,用药简明,也可宣肺解表。

三、攻里之剂

1. 大承气汤

　　大承气汤用芒硝　枳实厚朴大黄饶
　　救阴泻热功偏擅　急下阳明有数条
　　组成:大黄　厚朴　枳实　芒硝
　　解说:六腑以通为用,胃气以下降为顺,

本方能承顺胃气,使腑气下降,通泻大便,故名"承气汤"。本方为苦寒攻下剂的代表方,主治热结便秘,其要点有四:一为痞,即胸脘闷胀。二为满,即脘腹胀满。三为燥,即大便干燥。四为实,即实热内盛,潮热谵语,狂乱。方中用大黄为君药,苦寒泻热,荡涤通降,治其实。以芒硝为臣药,软坚润燥,治其燥,助君药通便。厚朴下气除满,枳实行气导滞,共为佐药,治其痞满。四药配合,共成峻下热结之效。此外,若是内热炽盛,虽然无大便秘结,亦可用之急下,使热随便出,不再伤耗阴液,此即"急下存阴"。《伤寒论》中有数条讲此类用法。

2. 小承气汤

　　小承气汤朴实黄　谵狂痞硬上焦强
　　益以羌活名三化　中风闭实可消详
　　组成:大黄　厚朴　枳实

解说：此方与大承气汤所治病类似，只是没有大承气汤所治的燥坚，所以减去软坚润燥的芒硝，其他药物相同，所以也可以通过泻下治疗热盛于内的谵语潮热，脘腹痞满等症。加入羌活称"三化汤"，通便兼散风。主治类中风外无表证而有二便不通等。

3. 调胃承气汤

调胃承气硝黄草　甘缓微和将胃保
不用朴实伤上焦　中焦燥实服之好

组成：大黄　芒硝　甘草

解说：此方所治与大承气汤比，只见燥实，而无痞满。故方不用厚朴、枳实，只取治实的大黄为君，治燥的芒硝为臣。佐以甘草，调和药性，保护胃气。

4. 木香槟榔丸

木香槟榔青陈皮　枳柏莪连棱术随

大黄黑丑兼香附　芒硝水丸量服之
一切实积能推荡　泻痢食疟用咸宜

组成：木香　槟榔　青皮　陈皮　黄柏
黄连　莪术　大黄　牵牛子(黑丑)　香附
(歌诀中"枳柏茱连棱术"与原方无对应药物，"棱
术"疑为"莪术"之误。以下解说按原方组成)

解说：此方主治食滞引发的湿热，热结
或痢疾。重用牵牛子、大黄攻积导滞，通便
泻热，共为君药。臣药选莪术、木香、槟榔、
青皮、陈皮、香附，消积导滞，行气除满。黄

连、黄柏清热泻火，燥湿止痢，为佐药。歌中
所言的食疟，是因饮食停滞，再感受外邪而
诱发的一种疟疾。其特点为寒热交作，并伴
有嗳气、纳呆、食则吐逆、腹胀脘闷等症。

5. 枳实导滞丸(附：木香导滞丸)

枳实导滞首大黄　芩连曲术茯苓襄
泽泻蒸饼糊丸服　湿热积滞力能攘

若还后重兼气滞　　木香导滞加槟榔

组成:大黄　枳实　神曲　茯苓　黄芩
黄连　白术　泽泻

解说:此方主治食积湿热,表现为脘腹
胀满,下痢泄泻,或大便秘结。针对病机,以
苦寒的大黄为君药,攻积泻热,使积热从大便
而下。枳实行气,神曲消积,除脘腹胀满;黄
芩、黄连清热燥湿,厚肠止痢,共为臣药。白
术、茯苓、泽泻健脾利湿,使湿热从小便分消,
并防攻下伤脾,使攻积而不伤正,是为佐药。
此方再加行气的木香、槟榔,即成“木香导滞
丸”,可治兼排便不爽的湿热积滞证。

6.温脾汤

温脾附子与干姜　　甘草当归硝大黄
寒热并行治寒积　　脐腹绞结痛非常

组成:大黄　当归　干姜　附子　人参
(原方有,歌诀中未编入)　芒硝　甘草

解说:此方主治寒积停滞,须攻下与温脾兼施方能针对病情。故用大黄攻积泻下,附子温补阳气,共为君药,以成温通攻下之效。干姜助附子温脾,芒硝助大黄润肠,同为臣药。人参、当归益气养血,使下不伤正,为佐药。甘草调和诸药,为使药。

7. 蜜煎导法

蜜煎导法通大便　　或将猪胆灌肛中

不欲苦寒伤胃腑　　阳明无热勿轻攻

组成:蜂蜜

解说:此方所治便秘,为肠燥津伤所致,故用一味蜂蜜润肠通便。方法为:取蜂蜜140克,倒入铜器内微火煎,时时搅和,以防焦煳,煎至可用手捻搓,停止加热,乘温做成小手指粗,长约6厘米,两头尖的梃子,用时塞入肛门。猪胆汁导法也可润燥通便。方法:将猪胆汁用少许醋调和,用管灌入肛中。

两种方法都可以避免苦寒药物伤害脾胃,适用于内热不盛的肠燥津伤便秘。

增辑

1. 芍药汤

芍药芩连与锦纹　　桂甘槟木及归身
别名导气除甘桂　　枳壳加之效若神

组成:芍药　当归　黄连　黄芩　大黄(锦纹)　木香　槟榔　甘草　肉桂

解说:此方主治湿热壅滞肠道所致之痢疾等症。以黄芩、黄连清热燥湿止痢,共为君药。芍药、当归调和气血,缓急止痛;木香、槟榔调气滞,大黄泻下湿热,合为臣药。少佐肉桂制约诸寒药之性。甘草调和各药,为使药。去甘草、肉桂,加入枳壳为导气汤,加强了导气之功,宜于治疗湿热痢疾腹胀较重者。

2.香连丸(附:白头翁汤)

香连治痢习为常　　初起宜通勿遽尝

别有白头翁可恃　　秦皮连柏苦寒方

组成:黄连　木香

解说:木香、黄连为治疗痢疾所常用的对药,香连丸中黄连清热燥湿止痢,为君药。木香行气止痛,为佐药。而湿热痢疾初起,热毒较重时,不要急着用此方,可用白头翁汤(白头翁、黄柏、黄连、秦皮)。此方中君药白头翁清热解毒,凉血止痢。黄连、黄柏清热燥湿,共为臣药。佐以秦皮清热解毒,兼收涩止痢。

3.更衣丸(附:脾约丸)

更衣利便治津干　　芦荟朱砂滴酒丸

脾约别行麻杏芍　　大黄枳朴蜜和团

组成:朱砂　芦荟

解说："更衣"，是古时称排便的委婉辞。本方可助大便通畅，故称"更衣丸"。此方所治便秘为心肝火旺，肠胃燥结。用芦荟苦寒润肠，兼泻肝火，是为君药。朱砂性寒重坠下达，清心安神，为臣药。两者君臣相伍，可以泻热润肠。

脾约丸，又称麻仁丸（火麻仁、白芍、大黄、杏仁、厚朴、枳实）。以火麻仁滋脾生津，润肠通便为君药。大黄泻热通便，白芍养血益阴，二者同为臣药。杏仁、枳实、厚朴行气导滞，以助通便，共为佐药。炼蜜为丸，一可润肠，二可缓和药性。

四、涌吐之剂

1.瓜蒂散（附：三圣散、栀子豉汤、乌附尖方、烧盐方）

瓜蒂散中赤小豆　或入藜芦郁金凑

此吐实热与风痰　　虚者参芦一味勾
若吐虚烦栀子豉　　剧痰乌附尖方透
古人尚有烧盐方　　一切积滞功能奏

组成:瓜蒂　赤小豆

解说:痰涎宿食壅滞胸脘,适于用吐法因势利导。方中以味苦善吐的瓜蒂为君药,选味酸的赤小豆为臣药,祛湿除烦。二者苦酸相合,涌吐之力强。淡豆豉煎汤调服,既宣解胸中邪气,又可和胃。方中瓜蒂苦寒有毒,易于伤胃,体弱者不宜服本方。人参芦吐不伤正,可用于老年人或体弱者。若是风痰壅盛甚至中风昏迷者,可加藜芦、郁金。三圣散(防风、瓜蒂、藜芦),也可涌吐风痰,主治中风闭证。栀子豉汤(栀子、淡豆豉)可通过涌吐清热除烦。主治身热,虚烦不眠,胸脘痞满等。寒痰食积重的,可用乌附尖方(乌头、地浆水)催吐。《备急千金要方》中还有涌吐宿食的烧盐方,是将食盐用开水调成饱和盐汤,每服 2 000 毫升,服后刺激咽喉探吐,以吐尽宿食为度。

2. 稀涎散(附:通关散)

稀涎皂角白矾班　或益藜芦微吐间

风中痰升人眩仆　当先服此通其关

通关散用细辛皂　吹鼻得嚏保生还

组成:皂荚　白矾

解说:此方主治为中风闭证,喉中痰鸣,气闭不通,属于痰厥者。君药白矾酸苦涌泄,化痰催吐,臣药皂荚辛能开窍,咸能软坚,二药合用,有稀化痰涎之效,故名"稀涎散"。也可加用藜芦,增加涌吐之力。通关散用皂荚、细辛共研细末,吹入鼻中,刺激患者打喷嚏,而使其肺气宣通,气机畅利,神志复苏。主治突然昏倒,气闭不通属实证者。

五、和解之剂

1. 小柴胡汤

小柴胡汤和解供　半夏人参甘草从
更用黄芩加姜枣　少阳百病此为宗

组成:柴胡　黄芩　人参　炙甘草　生姜　半夏　大枣

解说:此方以和解为法,主治少阳经的病症。以少阳经专药柴胡为君药,轻清升散,透泄少阳之邪。黄芩苦寒,清泻少阳胆经之火,为臣药。人参、大枣扶正祛邪,半夏、生姜和胃降逆止呕,共为佐药。炙甘草调和诸药为使药。不但少阳经的疾病可以此方为基础方加减治疗,其他内科杂病,如黄疸、胁痛等,可根据情况灵活运用,妇女经期的外感,也宜用此方。

2.四逆散

　　四逆散里用柴胡　　芍药枳实甘草须
　　此是阳邪成厥逆　　敛阴泻热平剂扶

　　组成:甘草　柴胡　芍药　枳实

　　解说:四逆指四肢逆冷,又称厥冷,本方所治的热厥,是因热郁于内,不达四肢而致四肢厥冷。方用君药柴胡透热外达,疏肝理气。枳实理气散结,与柴胡同用,以升降气机,为臣药。芍药养血柔肝敛肝,使柴胡升散而无耗伤,是为佐药。甘草益气健脾,调和诸药,为使药。此方不但能治热厥,凡肝脾不和的腹痛、泄泻、胁胀胁痛,都可治疗。

3.黄连汤

　　黄连汤内用干姜　　半夏人参甘草藏
　　更用桂枝兼大枣　　寒热平调呕痛忘

　　组成:黄连　甘草　桂枝　人参　半夏

大枣　干姜

解说:此方主治寒热不调,腹痛欲呕。以黄连泻胸中之热,为君药。干姜、桂枝温胃中之寒,为臣药。君臣合用,使寒热调和。半夏降逆止呕,人参、大枣补气和中,共为佐药。甘草调和药性,为使药。

4.黄芩汤

　　黄芩汤用甘芍并　　二阳合利枣加烹
　　此方遂为治痢祖　　后人加味或更名
　　再加生姜与半夏　　前症兼呕此能平
　　单用芍药与甘草　　散逆止痛能和营

组成:黄芩　芍药　甘草　大枣

解说:此方出自《伤寒论》,主治太阳少阳合病下利,后世用来治疗包括痢疾在内的湿热下利,成为治疗痢疾的祖方。黄芩清热燥湿,恰对病机,是为君药。芍药合甘草缓急止痛,为臣药。大枣益脾为佐药。后来或者增加药味,或者更名,又衍生一些同类方剂。如加半夏、生姜,成为"黄芩加半夏生姜汤",治疗兼有呕吐的湿热下利。或者单用芍药、甘草两味药,成为"芍药甘草汤",可以缓急止痛。主治腹痛等症。

5.逍遥散(附:丹栀逍遥散)

逍遥散用当归芍　　柴苓术草加姜薄
散郁除蒸功劳奇　　调经八味丹栀着

组成:当归　芍药　白术　柴胡　甘草
生姜　薄荷　茯苓

解说:此方主治肝郁血虚引发的多种疾病,如胁痛,头痛,目眩,神郁食少,或往来寒热,或月经不调,乳房胀痛等。服后可使肝气畅达,消郁解愁,怡然自得,故称"逍遥散"。方用柴胡疏肝解郁,调畅气机,为君药。当归养血和血,芍药养血敛阴,柔肝缓急,共为臣药。白术、茯苓、生姜健脾益气,有助养血,薄荷助柴胡散肝郁,可透郁热,共为佐药。甘草补中益气,调和诸药,为使药。加牡丹皮、栀子名"加味逍遥丸",或"丹栀逍遥丸",可以治疗月经不调。

6.藿香正气散

藿香正气大腹苏　甘桔陈苓术朴俱

夏曲白芷加姜枣　感伤风瘴并能驱

组成:大腹皮　白芷　紫苏　茯苓　半夏曲　桔梗　白术　陈皮　厚朴　藿香　甘草　生姜　大枣

解说:本方主治外感风寒,内伤湿滞,而有痞闷吐泻,倦怠,恶寒发热等症。藿香既祛除风寒,又芳香化湿,是为君药。半夏曲、陈皮燥湿和胃止呕,白术、茯苓健脾祛湿止泻,同为臣药。大腹皮、厚朴化湿而行气,紫苏、白芷、生姜助藿香外散风寒,为佐药。桔梗宣利肺气,载药上行,合甘草共为使药。

本方还可治疗霍乱以及感受风瘴等不正之气所致的疾病。

7. 六和汤

六和藿朴杏砂呈　半夏木瓜赤茯苓

术参扁豆同甘草　姜枣煎之六气平

或益香薷或苏叶　伤寒伤暑用须明

组成:砂仁　半夏　杏仁　人参　炙甘草　赤茯苓　白术　藿香　白扁豆　木瓜　厚朴　生姜　大枣

解说:"六和"者,即六腑和调。此方通过调理脾胃,使六腑安和,故称"六和汤"。此方所治脾胃不和,为暑湿所致,故以藿香、砂仁为君药,化湿燥湿祛暑。半夏、生姜和胃止呕,厚朴理气消胀化食,共为臣药。人参、白扁豆、大枣补气健脾,赤茯苓、木瓜祛湿渗湿,杏仁宣肺利气,共为佐药。炙甘草益气和胃,调和药性,为使药。用时根据病情,或者加香薷或者加紫苏叶。用时需要辨明是伤寒还是伤暑。

8. 清脾饮

清脾饮用青朴柴　苓夏甘芩白术偕
更加草果姜煎服　热多阳疟此方佳

组成:青皮　厚朴　柴胡　黄芩　半夏　茯苓　白术　草果　甘草　生姜

解说:此方主治热重寒轻的疟疾。柴胡、黄芩和解少阳,俱为君药。草果既能化湿痰,又是截疟要药,为臣药。青皮、厚朴理气宽胸,半夏、生姜、茯苓、白术健脾燥湿,治生痰之源,为佐药。甘草调和诸药,为使药。诸药合用,燥湿化痰,调和肝脾,和解少阳。宜在疟疾发作前 2 小时服用。

9. 痛泻要方

痛泻要方陈皮芍　防风白术煎丸酌

补泻并用理肝脾　若作食伤医便错

组成:白术　白芍　陈皮　防风

解说:此方主治肝旺脾虚的腹痛泄泻,泻后痛减。白术健脾燥湿以治脾虚,是为君药。白芍柔肝缓急止痛,为臣药。陈皮燥湿理气健胃,防风升清止泻,兼为脾经引经药,兼佐使之功。

增辑

1. 何人饮(附:追疟饮、休疟饮、四兽饮、木贼煎)

何人饮治久虚疟　参首归陈姜枣约

追疟青陈柴半归　首乌甘草正未弱

若名休疟脾元虚　参术归乌甘草酌

四兽果梅入六君　补中兼收须量度

更截实疟木贼煎　青朴夏榔苍术着

组成:何首乌　当归　人参　陈皮　煨

生姜

解说:此方主治久患疟疾,气血两虚。何首乌补养肝肾益精血,人参益气强正,合为君药。当归补血,为臣药,陈皮、煨生姜理气温中,以防补药之弊,为佐药。若虽病久而气血不甚虚弱,可用"追疟饮"(何首乌、当归、甘草、半夏、青皮、陈皮、柴胡)。若是曾经用发散剂过多,以致脾虚者,可用何人饮去陈皮,加白术、甘草健脾益气,名"休疟饮"。若是久患疟疾而脾虚痰湿,可用"四兽饮"。此方是六君子汤加乌梅、草果、生姜、大枣组成。因其可调和四脏以辅脾脏,故名四兽饮。若是疟疾多湿多痰,患者体壮,可用"木贼煎"(木贼、厚朴、苍术、半夏、青皮、槟榔)散风解郁,燥湿化痰。

2.奔豚汤

奔豚汤治肾中邪　气上冲胸腹痛佳

芩芍芎归甘草半　生姜干葛李根加

组成:李根白皮　葛根　甘草　川芎
当归　芍药　黄芩　半夏　生姜

解说:此方主治奔豚,豚即小猪。发病时自觉有气自少腹上冲,如有小豚奔闯,直达咽喉,胸闷气急,烦躁不安,故称"奔豚"。多由肝气郁结,化热上冲所致。本方能平冲降逆,专治奔豚,故称"奔豚汤"。李根白皮为治奔豚专药,重用为君药。芍药、甘草缓解急迫,半夏、生姜降逆止呕,专下逆气,共为臣药。葛根、黄芩清热,当归、川芎养血调肝,为佐药。

3. **达原饮**

达原厚朴与常山　草果槟榔共涤痰

更用黄芩知母入　菖蒲青草不容删

组成:槟榔　厚朴　知母　黄芩　草果仁　甘草　芍药(达原饮出自《温疫论》,由槟榔、

厚朴、知母、芍药、黄芩、草果仁、甘草组成,与歌诀不一致,现按原书组成解说,前面组成亦按原书)

解说:病邪伏于膜原,为此方所针对的病机,此方能达于膜原,驱逐病邪,故名"达原饮"。方中槟榔、草果仁辛香走窜,开达膜原,祛痰湿浊,共为君药。厚朴行气燥湿,芳香化浊为臣药。芍药、黄芩、知母清热,防香燥药物伤阴,为佐药。甘草调和诸药,为使药。

4.蒿芩清胆汤

俞氏蒿芩清胆汤　陈皮半夏竹茹襄

赤苓枳壳兼碧玉　湿热轻宣此法良

组成:青蒿　黄芩　半夏　枳壳　陈皮竹茹　赤茯苓　碧玉散(甘草、滑石、青黛)

解说:此方主治少阳胆热偏盛,有寒热交替,寒轻热重,口苦胸闷,吐酸苦水等症。方中青蒿清透少阳胆经邪热,黄芩燥湿清泻胆热,共为君药。半夏、陈皮、枳壳和胃降逆,宽胸消胀,同为臣药。碧玉散、赤茯苓清热利湿,俱为佐药。

六、表里之剂

1. 大柴胡汤(附:柴胡加芒硝汤、桂枝加大黄汤)

大柴胡汤用大黄　枳实芩夏白芍将
煎加姜枣表兼里　妙法内攻并外攘
柴胡芒硝义亦尔　仍有桂枝大黄汤

组成:柴胡　大黄　枳实　黄芩　半夏　白芍　生姜　大枣

解说:此方主治少阳、阳明合证。重用柴胡以疏解少阳之热邪,合大黄攻下阳明热结,二药均为君药。黄芩助柴胡清解少阳之邪,枳实助大黄通腑,共为臣约。芍药缓急止痛,生姜、半夏降逆止呕,大枣调和营卫,同为佐药。诸药配伍,以外解少阳,内泻热结,表里兼治。柴胡加芒硝汤是由小柴胡汤 1/3 的量,加芒硝组成。功能近大柴胡汤, 治疗少阳、阳明合证较轻者。桂枝加大黄汤 是由桂枝汤加重芍药用量,并加大黄组成。 治疗太阳病而兼热结在内之证。

2. 防风通圣散

　　　　防风通圣大黄硝　　荆芥麻黄栀芍翘

　　　　甘草芎归膏滑石　　薄荷芩术力偏饶

　　　　表里交攻阳热盛　　外科疮毒总能消

　　组成:防风　大黄　芒硝　荆芥　麻黄 栀子　白芍　连翘　甘草　川芎　当归 石膏　滑石　薄荷　黄芩　白术　桔梗(原 方有桔梗,歌诀未编入)

　　解说:此方属于表里双解剂,主治外有 风寒化热,内有里热结实。方中麻黄、防风、 荆芥疏风发汗解表,石膏、黄芩、栀子泻火清 里,共为君药。大黄、芒硝、滑石泻热通便利尿,使热从二便去除;薄荷、连翘助君药疏风解表,同为臣药。川芎、当归、白芍活血和营,白术健脾燥湿,防寒药伤中,俱为佐药。桔梗载药上行,甘草调和诸药。共为使药。诸药合用而治憎寒壮热,目赤口干,胸膈痞闷,大便秘结,小便赤涩等症。还可治疗疮疡肿毒,肠风痔漏,丹斑瘾疹等。

3. 五积散

五积散治五般积　　麻黄苍芷归芍芎
枳桔桂姜甘茯朴　　陈皮半夏加姜葱
除桂枳陈余略炒　　熟料尤增温散功
温中解表祛寒湿　　散痞调经用各充

组成:麻黄　苍术　白芷　当归　芍药
川芎　枳壳　桔梗　肉桂　干姜　炙甘草
茯苓　厚朴　半夏　陈皮

解说:此方主治寒、湿、气、血、痰五积,故名"五积散"。其主要病机是外感风寒,内伤生冷。方中麻黄、白芷发汗解表,肉桂、干姜温里祛寒,共为君药。苍术、厚朴、陈皮、半夏、茯苓燥湿健脾,理气化痰;当归、芍药、川芎养血活血,同为臣药。桔梗、枳壳,一升一降,消除痞满,共为佐药。炙甘草和中益气,调和诸药,为使药,煎加生姜、葱白为引。诸药合用,解表温里,顺气化痰,活血消积。可治身热无汗,头痛身疼,项背拘急,胸满恶食,呕吐腹痛,以及妇女气血不和,心腹疼痛,月经不调等症。除肉桂、枳壳、陈皮外,其他的药炒成黄色,研为粗末,叫作"熟料五积散",温散之性更强。

4. 三黄石膏汤

三黄石膏芩柏连　　栀子麻黄豆豉全
姜枣细茶煎热服　　表里三焦热盛宣

组成:石膏　黄连　黄柏　黄芩　淡豆豉　栀子　麻黄　生姜　大枣　细茶

解说:此方主治伤寒表证尚未解除,而内热盛于上中下三焦。而有壮热无汗,身体沉重拘急,鼻干口渴,烦躁不眠,神昏谵语等症。方中麻黄发汗解表,黄连、黄柏、黄芩清三焦之热,共为君药。淡豆豉助麻黄祛除表邪,栀子、石膏助三黄清热,同为臣药。生姜、大枣、细茶调和营卫,益气和中,为佐药。

5. 葛根黄芩黄连汤

葛根黄芩黄连汤　甘草四般治二阳
解表清里兼和胃　喘汗自利保平康

组成:葛根　甘草　黄芩　黄连

解说:此方主治太阳、阳明两阳经合病,身热下利而兼表证。方中重用葛根为君药,其既可解表清热,又能升阳止利。黄芩、黄连清热燥湿,厚肠止泻,共为臣药。甘草甘缓和中,调和诸药,为使药。本方可用于急性肠炎、胃肠型感冒、痢疾等症。

6. 参苏饮(附:芎苏饮、香苏饮)

参苏饮内用陈皮　枳壳前胡半夏宜

干葛木香甘桔茯　内伤外感此方推

参前若去芎柴入　饮号芎苏治不差

香苏饮仅陈皮草　感伤内外亦堪施

组成:人参　紫苏叶　陈皮　枳壳　前胡　半夏　葛根(干葛)　木香　甘草　桔梗　茯苓

解说:本方主治素体虚弱,外感风寒,内有痰饮。有恶寒发热,无汗,咳嗽痰白,倦怠无力等症。君药紫苏叶辛温,既发散风寒,又宣肺止咳化痰。葛根助紫苏叶发散,人参、茯苓益气扶正,共为臣药。半夏、陈皮、前胡化痰,木香、枳壳理气,同为佐药。甘草调和诸药,桔梗引药上行,是为使药。若是去人参、前胡,加川芎、柴胡,称"芎苏饮",治疗气虚不重的风寒感冒,咳嗽吐痰等。香苏饮中只是香附、紫苏叶、甘草、陈皮,煎时加姜、葱。功效理气解表,可治疗四时外感,兼胸膈满闷,嗳气,不欲饮食等。

7. 茵陈丸

茵陈丸用大黄硝　　鳖甲常山巴豆邀

杏仁栀豉蜜丸服　　汗吐下兼三法超

时气毒疠及疟痢　　一丸两服量病调

组成:茵陈　大黄　芒硝　鳖甲　常山巴豆　杏仁　栀子　淡豆豉

解说:此方主治急性传染性疾病,如黄疸、疟疾、痢疾等。此类疾病常常实热内结,外兼表邪。方中茵陈利湿退黄,常山引吐治疟,芒硝、大黄攻下实热,淡豆豉解肌发汗,共为君药,使邪从上中下三途而出。鳖甲滋阴退热截疟,栀子助常山催吐,淡豆豉及杏仁解表发汗,共为臣药。巴豆性热,攻除脏腑冷积,是为佐药。本方作用峻猛,服后或吐或下或汗,即停服。虚弱者慎用。

8.大羌活汤

大羌活汤即九味　己独知连白术暨
散热培阴表里和　伤寒两感差堪慰

组成:羌活　防己　独活　知母　黄连
白术　苍术　甘草　防风　细辛　黄芩
川芎　生地黄

解说:大羌活汤即九味羌活汤去白芷,加防己、独活、知母、黄连、白术。有发汗散热,清热养阴,两解表里的功能,主治外感风湿寒,入里化热伤阴,阴经与阳经同时俱病,即伤寒两感。羌活、独活同用为君药,散寒祛湿,解除表邪。黄连、黄芩清热燥湿,知母、生地黄清热滋阴,共为臣药,清解里邪。防风、苍术、防己、细辛、川芎助君药发汗解表,白术健脾益气,顾护中焦,均为佐药。甘草益气和胃,调和诸药,为使药。

七、消补之剂

1. 平胃散（附：平陈汤、胃苓汤、柴平汤、加味平胃散）

平胃散是苍术朴　　陈皮甘草四般药

除湿散满驱瘴岚　　调胃诸方从此扩

或合二陈或五苓　　硝黄麦曲均堪着

若合小柴名柴平　　煎加姜枣能除疟

又不换金正气散　　即是此方加夏藿

组成：苍术　姜制厚朴　陈皮　炙甘草

解说：按运气理论，脾胃属土，土运不及则卑而不平，脾胃功能低下，有脘腹胀满，不思饮食，口淡无味，呕吐泄泻，嗳气吞酸，肢体沉重，怠懒嗜卧等症，此方能恢复脾胃功能，使其复归于平，故称"平胃散"。方中重用苦温的苍术为君药，燥湿运脾。姜制厚朴行气散满，兼助君药燥湿运脾，为臣药。陈皮理气健脾,燥湿化痰;煎时可加生姜、大枣调和脾胃,助脾健运,共为佐药。炙甘草益气和中,调和诸药为使药。此方不但能健脾,并可治疗瘴岚(南方山林中湿热蒸郁产生的一种病邪)。由于此方配合精妙,后世调胃的诸多方剂多是在此方基础上扩充而成。如合二陈汤,称"平陈汤",增强了化痰功能,主治痰湿中阻,脾胃不和,胸膈痞闷,不思饮食,恶心呕吐,咳嗽等。合五苓散,称"胃苓汤",增加了利水功能,主治夏秋之间,脾胃伤湿,停饮夹食,浮肿泄泻等实证。加麦芽、神曲,为"加味平胃散",增加了消食和胃功能。主治湿滞脾胃,宿食不消,脘腹胀满,不思饮食,嗳腐吞酸。若大便秘结,可再加大黄、芒硝。合小柴胡汤名"柴平汤",增加了和解少阳的功能,主治疟疾夹有湿邪之证。表现为一身尽痛,手足沉重,寒多热少,脉濡等。煎药时宜加生姜、大枣为引。不换金正气散即是此方加半夏、藿香。更能和胃止呕。主治感受四时不正之气,发为腰背拘急,咳嗽痰涎,霍乱吐泻等症。

2. 保和丸(附:大安丸)

保和神曲与山楂　苓夏陈翘菔子加
曲糊为丸麦汤下　亦可方中用麦芽
大安丸内加白术　消中兼补效堪夸

组成:山楂　神曲　茯苓　半夏　陈皮　连翘　莱菔子

解说:此方主治食积。重用山楂为君药,此药可消一切饮食积滞,尤善消肉食油腻之积。莱菔子长于消谷面之积,神曲主化酒食陈腐之积,共为臣药。饮食积滞多致生湿化热,气滞中焦,故用茯苓渗湿健脾,连翘清热而散结,半夏、陈皮行气化滞,和胃止呕。共为佐药,若用麦芽煎汤送服,则又增强健脾消食之功。诸药合用,积食所致的脘腹痛满胀痛,嗳腐吞酸,厌食呕吐,或大便泄泻等皆可治疗。此方加白术,名"大安丸",消中兼补,适用于食积兼有脾虚者,对于小儿食积尤宜。

3. 健脾丸

健脾参术与陈皮　枳实山楂麦蘗随
曲糊作丸米饮下　消补兼行胃弱宜
枳术丸亦消兼补　荷叶烧饭上升奇

组成:人参　白术　陈皮　枳实　山楂
炒麦芽(麦蘗)　神曲

解说:此方所治饮食内停,为脾胃虚弱所致,故方中用人参为君药,益气健脾而治其本。用山楂、神曲、炒麦芽消食化积,白术助人参益气健脾,共为臣药。陈皮理气健脾,枳实行气导滞,合为佐药。此方消补兼施,宜于脾胃虚弱兼有停食之证。枳术丸也是补消兼顾之剂,用法是将枳实、白术同研为极细末,用荷叶裹包陈米烧饭为丸,取其养脾胃而升发清气之效。

4. 参苓白术散

参苓白术扁豆陈　山药甘莲砂薏仁
桔梗上浮兼保肺　枣汤调服益脾神

组成:人参　茯苓　白术　白扁豆　陈皮　山药　炙甘草　莲子肉　砂仁　薏苡仁　桔梗

解说:此方主治脾胃虚弱而夹湿的泄泻。故方中用人参、白术大补元气,燥湿健脾为君药。山药、莲子肉、白扁豆助君健脾益气止泻,薏苡仁、茯苓健脾渗湿,共为臣药。砂仁、陈皮醒脾行气,使补而不壅,同为佐药。桔梗载药上行,炙甘草健脾和中,调和诸药,共为使药。用大枣煎汤送服,可以加强补养脾气的功能。合用而治疗脾胃虚弱夹湿所致的饮食减少,四肢乏力,便溏,形体消瘦等症。

5. 枳实消痞丸

枳实消痞四君全　麦芽夏曲朴姜连
蒸饼糊丸消积满　清热破结补虚痞

组成:枳实　人参　白术　茯苓　炙甘草　麦芽　半夏曲　厚朴　黄连　干姜

解说:此方主治胃脘痞满。此病多是由于脾胃虚弱,寒热不调,气滞中阻所致,故以枳实为君药,以行气消痞,治疗主症。四君子汤(人参、白术、茯苓、炙甘草)益气健脾,厚朴行气燥湿除满,共为臣药。黄连清热、干姜温中,二者并用,调其寒热;麦芽消食去滞,半夏曲燥湿和胃,同为佐药。炙甘草调和诸药为使药。蒸饼是面粉发酵后制成的,能养脾胃,助消化,故用其制丸。诸药相合,可以清邪热,破气结,补脾虚,治疗脾虚气

滞,寒热互结所致的胃脘痞满,不欲饮食,倦
怠乏力,食少不化等症。

6. 鳖甲饮子

　　鳖甲饮子治疟母　　甘草芪术芍芎偶
　　草果槟榔厚朴增　　乌梅姜枣同煎服

　　组成:鳖甲　甘草　黄芪　白术　白芍
川芎　草果　槟榔　厚朴　乌梅　生姜
大枣

　　解说:此方主治疟母(类似久患疟疾后
脾脏肿大)。疟母多是因久病正气耗伤,不
能运化,痰湿瘀血等结于胁下而形成。此方
以鳖甲软坚散结消癥,又滋阴补虚,为君药。
选黄芪、白术益气健脾,意在使气旺以促血
行,与生姜、大枣同煎也是此意,同为君药。
川芎行气活血,槟榔行气攻积,草果除痰截
疟,厚朴燥湿消痰除满,共为臣药。白芍、乌
梅酸收,以防行散太过,俱为佐药。甘草调

和诸药,为使药。

7. 葛花解醒汤

葛花解醒香砂仁　二苓参术蔻青陈

神曲干姜兼泽泻　温中利湿酒伤珍

组成:葛花　木香　砂仁　茯苓　猪苓

人参　白术　白豆蔻　陈皮　青皮　神曲

干姜　泽泻

解说:醒即因醉酒而神志不清。此方以葛花为君药,使酒湿从肌表而解,主治饮酒过度,湿伤脾胃,有健脾醒酒、理气化湿之效,故称葛花解醒汤。神曲助君药解酒消食,砂仁、白豆蔻、陈皮、木香、青皮开胃醒脾,猪苓、茯苓、泽泻分利湿热,共为臣药。干姜温中祛湿,人参益气健脾,白术健脾燥湿,是为佐药。

八、理气之剂

1. 补中益气汤

补中益气芪术陈　升柴参草当归身
虚劳内伤功独擅　亦治阳虚外感因
木香苍术易归术　调中益气畅脾神

组成：黄芪　白术　陈皮　升麻　柴胡
甘草　人参　当归身

解说：此方主治有二，一是脾胃气虚或下陷，二是气虚发热。故用黄芪为君药，以补中益气，升阳固表。选人参、白术、甘草益气健脾，助君药补脾益肺固表；以升麻、柴胡升举下陷之清阳，共为臣药。气虚常伴血虚，故以当归身补血；补药多则易壅塞，故以陈皮理气健脾，使补气不壅，共为佐药。诸药合用，不仅擅长治疗虚劳内伤的发热，内脏下垂，也能治因阳虚卫外不固而引发的外感。如果以木香、苍术替换当归身、白术，即成"调中益气汤"，理气燥湿作用更强，主治脾胃不调，胸满短气，四肢倦怠，食少无味，以及食后呕吐等症。

2. 乌药顺气汤

乌药顺气芎芷姜　橘红枳桔及麻黄

僵蚕炙草姜煎服　中气厥逆此方详

组成：乌药　川芎　白芷　炮姜　橘红　枳壳　桔梗　麻黄　僵蚕　炙甘草　生姜

解说：此方主治因大怒而引起的肝气上逆证，即歌中所言"中气厥逆"。方中用乌药顺气调逆，为君药。橘红、枳壳助君药顺气，麻黄、桔梗宣通肺气，炮姜温经通阳，共为臣药。白芷、川芎祛风止痛，行气活血；僵蚕祛风化痰散结，炮姜温阳通经，生姜和营卫，同为佐药。炙甘草调和诸药为使药。诸药相配，可治中气厥逆所引发之突然昏厥，牙关紧急,四肢逆冷等症。并可治疗中风病的身麻,骨节疼痛,步履艰难,语言不利,口眼㖞斜,喉中气急痰鸣等。

3. 越鞠丸

越鞠丸治六般郁　气血痰火湿食因
芎苍香附兼栀曲　气畅郁舒痛闷伸
又六郁汤苍芎附　甘苓橘半栀砂仁

组成:川芎　苍术　香附　栀子　神曲

解说:"越"为发越,"鞠"字通郁,此方行气解郁,有"发越鞠郁"之效,故称"越鞠丸"。六郁为气郁、血郁、火郁、湿郁、痰郁、食郁,而以气郁为其关键,气畅则诸郁易解。故方中以香附行气开郁,为君药。川芎为血中气药,行气活血,以治血郁;苍术燥湿健脾,以治湿郁;栀子清热泻火,以治火郁;神曲消食和胃,以治食郁,共为臣药,君臣合用,而使六郁得解。六郁汤是由苍术、川芎、香附、甘草、赤茯苓、橘红、制半夏、栀子、砂仁组成，主治与越鞠丸相近，偏重于理气化痰。

4. 苏子降气汤

苏子降气橘半归　前胡桂朴草姜依

下虚上盛痰嗽喘　亦有加参贵合机

组成：紫苏子　橘红　半夏　当归　前胡　肉桂　厚朴　甘草　生姜

解说：此方主治下虚上盛的痰多嗽喘症。下虚即肾阳虚不能纳气归肾，上盛是指痰涎上壅于肺。方中以紫苏子为君药降气平喘，祛痰止咳。橘红、半夏燥湿化痰降气，厚朴下气除满，生姜散寒消痰，前胡下气消痰止咳，助君药降气祛痰平喘，共为臣药。肉桂温补肾阳，纳气平喘；当归养血止咳，共为佐药。甘草和中调药为使。诸药合用，上下兼顾，补泻结合而平喘补肾。若气虚明显，可加人参以大补元气。

5. 四七汤（附：局方四七汤）

四七汤理七情气　半夏厚朴茯苓苏
姜枣煎之舒郁结　痰涎呕痛尽能纾
又有局方名四七　参桂夏草妙更殊

组成：半夏　厚朴　茯苓　紫苏叶

解说：此方由四味药组成，用以治疗七情病，故名"四七汤"。七情所伤，气郁不行，故用厚朴行气下气，为君药。气郁则水停聚湿生痰，故用半夏降逆化痰，茯苓健脾渗湿，共为臣药。紫苏叶芳香，行气畅中，是为佐药。四药合用，气郁生痰的呕恶，咽中如有异物，吐不出，咽不下，胸满疼痛等症都能解除。煎时宜加生姜、大枣为引，辛散化痰健脾。局方四七汤由人参、肉桂、炙甘草、制半夏、生姜组成。能散结化痰，兼能温中补虚，主治气郁痰涎结聚而兼虚冷，心腹绞痛，不思饮食，膨胀喘急。

6. 四磨汤（附：五磨饮子）

四磨亦治七情侵　人参乌药及槟沉
浓磨煎服调逆气　实者枳壳易人参
去参加入木香枳　五磨饮子白酒斟

组成：人参　乌药　槟榔　沉香

解说：此方中的四味药质地坚实，久煎才能煎出药性。但若煎煮过久，又会使药味散失，因此采取四味药先磨浓汁再和水煎沸的方法，取其"磨则味全"之意，故称"四磨汤"。此方主治七情所伤，肝气郁结所致的胸膈烦闷，上气喘急，心下痞满，不思饮食等。方中乌药行气疏肝解郁，为君药。沉香顺气，槟榔行气化滞，配合君药调逆气，共为臣药。三药均为行散药，并用有耗损正气之虑，故以人参为佐药，益气扶正，使郁结散而正气不伤。而若正气不虚，可用枳壳替换人参，以加强行气之效。五磨饮子是此方减去人参,加木香、枳实,用白酒磨汁服,行气降逆功能更强,主治因大怒而昏厥或七情郁结的重症,可有心腹胀痛窜痛等症。

7. 旋覆代赭汤

代赭旋覆用人参　半夏甘姜大枣临
重以镇逆咸软痞　痞硬噫气力能禁

组成:旋覆花　代赭石　人参　半夏甘草　生姜　大枣

解说:此方主治胃虚痰阻气逆证。用旋覆花为君药,下逆气,消痰涎,除噫气。代赭石质重而沉降,以镇逆气,配生姜、半夏温胃散水,化痰消痞,和胃降逆止呕,共为臣药。人参、大枣甘温益气而健脾,制约代赭石之寒降,同为佐药。甘草调和诸药。全方镇逆消痞,故胃虚痰阻气逆所致的心卜胀闷,嗳气频繁等症可以消除。

8. 正气天香散

绀珠正气天香散　香附干姜苏叶陈

乌药舒郁兼除痛　气行血活经自匀

组成:香附　紫苏叶　干姜　陈皮　乌药

解说:此方出于罗知悌所著的《绀珠经》,主治肝郁气滞气逆,此多见于妇女,表现为胁肋刺痛,月经不调,乳房胀痛等。重用香附为君药,理气解郁,调经止痛。乌药顺气止痛,紫苏叶、陈皮理气散郁,共为臣药。干姜温通经络,是为佐药。

9. 橘皮竹茹汤

橘皮竹茹治呕呃　参甘半夏枇杷麦

赤茯再加姜枣煎　方由金匮此方辟

组成:橘皮　竹茹　人参　甘草　半夏　枇杷叶　麦冬　赤茯苓

解说:《金匮要略》原有橘皮竹茹汤,严用和再加入枇杷叶、麦冬、赤茯苓、半夏,而成《济生方》的橘皮竹茹汤。此方主治胃虚有热气逆证,表现为口渴,干呕呃逆,虚烦少气。橘皮行气和胃止呃,竹茹甘寒清胃降逆止呕,共为君药。枇杷叶清胃热止逆气,半夏、生姜和胃降逆,赤茯苓降心火治虚烦,共为臣药。麦冬养胃阴,人参益气补虚,共为佐药。甘草兼调和诸药为使药。

10. 丁香柿蒂汤(附:柿蒂汤、丁香柿蒂竹茹汤)

丁香柿蒂人参姜　呃逆因寒中气戕

济生香蒂仅二味　或加竹橘用皆良

组成:丁香　柿蒂　人参　生姜

解说:此方主治因胃气虚寒引发的呃逆。方中丁香温胃散寒,柿蒂降逆气止呃逆,共为君药。生姜助君药温胃散寒,降逆和胃,为臣药。人参益气补虚,为佐药。全方温中降逆,益气和胃。《济生方》的柿蒂汤仅用丁香、柿蒂,宜用于胃气不甚虚的呃逆。丁香柿蒂竹茹汤是由丁香、柿蒂、竹茹、陈皮组成,功能温中降逆,化痰和胃。适用于胃寒气郁兼有痰的呃逆。

11. 定喘汤

定喘白果与麻黄　款冬半夏白皮桑
苏杏黄芩兼甘草　肺寒膈热喘哮尝

组成:白果　麻黄　款冬花　半夏　桑白皮　紫苏子　杏仁　黄芩　甘草

解说:此方主治风寒外束,痰热内蕴(即歌中之"肺寒膈热")所引发的恶寒发热,哮喘咳嗽,痰多气急,痰稠色黄等症。方中麻黄解表散寒宣肺平喘,白果敛肺气定痰喘,二药一散一收,既平喘又防耗散,共为君药。杏仁、半夏、款冬花、紫苏子降气平喘,止咳祛痰,俱为臣药。桑白皮、黄芩清肺膈之热,同为佐药。甘草调和诸药,为使药。诸药合用,宣肺降气,祛痰平喘。

增辑

1. 苏合香丸

苏合香丸麝息香　木丁熏陆气同芳

犀冰白术沉香附　衣用朱砂中恶尝

组成:苏合香　麝香　安息香　木香　丁香　熏陆香(乳香)　犀角　冰片　白术沉香　香附　朱砂(原方中有诃子、白檀香、荜拨,歌诀中未编入)

解说:此方主治寒闭证,表现为突然昏倒,牙关紧闭,不省人事,苔白,脉迟。亦治心腹卒痛,甚则昏厥。方中苏合香、麝香、冰片、安息香辛散温通,芳香开窍,共为君药。木香、香附、丁香、沉香、白檀香、乳香、荜拨行气解郁活血,散寒止痛,助君药开窍,俱为臣药。犀角清心解毒,朱砂重镇安神,白术健脾燥湿化浊,诃子收涩敛气,以防诸香辛散走窜太过,耗散真气,共为佐药。制成丸剂,以朱砂为衣包裹。可治脏腑中寒气闭。

2. 瓜蒌薤白汤(附:瓜蒌薤白半夏汤、枳实薤白桂枝汤)

瓜蒌薤白治胸痹　　益以白酒温肺气

加夏加朴枳桂枝　　治法稍殊名亦异

组成:瓜蒌　薤白　白酒

解说:此方主治胸阳不振,痰结胸中的胸痹。瓜蒌开胸中痰结,为君药。薤白通阳豁痰,行气止痛,为臣药。白酒辛散温肺,行气活血,助药力上行,为佐药。三药合用,可治胸痹之胸痛、胸闷、短气。以此方为基本方,针对胸痹的不同病情可灵活加味,以提高疗效。加半夏,成为瓜蒌薤白半夏汤,增强了祛痰散结之力,适用于胸痹而痰浊较盛者。加枳实、桂枝、厚朴,去白酒,成为枳实薤白桂枝汤,增加了除痞散满、平降冲逆的功能,适用于胸痹而气结较甚者。

3.丹参饮(附:百合汤、金铃子散)

丹参饮里用檀砂　心胃诸痛效验赊

百合汤中乌药佐　专除郁气不须夸

圣惠更有金铃子　酒下延胡均可嘉

组成:丹参　檀香　砂仁

解说:此方主治气血瘀滞互结的心胃诸痛。方中重用丹参为君药,活血祛瘀止痛,故称"丹参饮"。檀香、砂仁温中行气止痛,共为臣药。百合汤由百合、乌药组成,适用于气滞偏热的胃痛。《太平圣惠方》中的金铃子散由金铃了、延胡索各等份组成,功能疏肝泻热,活血止痛,适宜肝胃气滞血瘀诸痛兼有郁热者。以酒送服可增强行气活血止痛之功。

九、理血之剂

1. 四物汤（附：八珍汤、十全大补汤、胃风汤）

四物地芍与归芎　血家百病此方通
八珍合入四君子　气血双疗功独崇
再加黄芪与肉桂　十全大补补方雄
十全除却芪地草　加粟煎之名胃风

组成：熟地黄　当归　白芍　川芎

解说：此方主治血虚诸证。方中熟地黄味厚力雄，滋阴补血，推为君药。当归质润，补血养肝，兼能活血；白芍质柔酸甘，敛阴养血柔肝，共为臣药。川芎行气活血，为血中气药，用为佐药，使补而不壅。诸药合用，血虚引发的心悸失眠，头晕目眩，唇爪无华，月经不调，脐腹作痛等症，皆可治疗。与四君子汤合用，名为"八珍汤"，气血双补。再加

《汤头歌诀》白话解口袋书

92

入黄芪、肉桂,称"十全大补汤",是补益方中补力较大的。十全大补中减去黄芪、熟地黄、甘草,加粟(小米)百粒,名"胃风汤",补养气血兼能温胃祛风。主治胃虚肠弱,寒风侵入,而致大便泄泻,完谷不化,或大便下血等症。

2. 人参养荣汤

　　人参养营即十全　　除却川芎五味联
　　陈皮远志加姜枣　　肺脾气血补方先

　　组成:白芍　当归　熟地黄　人参　白术　甘草　茯苓　黄芪　桂心　五味子陈皮　远志　生姜　大枣

　　解说:此方是十全大补汤去除川芎,加五味子、陈皮、远志、生姜、大枣而组成。加强了安神定志,理气健脾的功效,使补气而不壅。可治疗积劳虚损,脾肺气虚,营血不足而致的失荣诸证,如心虚易惊,短气喘息,咽干唇燥,饮食无味,体倦肌瘦,身热自汗,毛发脱落等。

3.归脾汤

　　归脾汤用术参芪　　归草茯神远志随
　　酸枣木香龙眼肉　　煎加姜枣益心脾
　　怔忡健忘俱可却　　肠风崩漏总能医

　　组成:白术　人参　黄芪　当归　甘草
茯神　远志　酸枣仁　木香　龙眼肉

　　解说:此方为宋代医家严用和据《黄帝内经》"二阳之病发心脾"之理论而创制。思虑过度,劳伤心脾,脾不统血而见崩漏等出血证,用此方可以"引血归脾",故严氏称为"归脾汤"。方中人参补脾益气以生血,龙眼肉补益心脾,养血安神,共为君药。黄芪、白术助人参益气健脾燥湿,当归助龙眼肉养血补心,合为臣药。酸枣仁、茯神、远志宁心安神,木香理气醒脾,使补中有疏,俱为佐药。

甘草调和诸药,为使药。煎药时加生姜、大枣可助调补脾胃。诸药相合,以治心脾两虚引发的心悸怔忡,健忘不眠,盗汗虚热,食少体倦,面色萎黄,肠风便血,崩漏,月经不调,量多色淡,或淋漓不止,或带下等症。

4.养心汤

养心汤用草芪参　二茯芎归柏子寻

夏曲远志兼桂味　再加酸枣总宁心

组成:甘草　黄芪　茯苓　茯神　川芎
当归　半夏曲　人参　柏子仁　远志　肉桂　五味子　酸枣仁

解说:此方主治心神不宁,而其原因为心虚血少,血不养心。故方中用当归为君药,补血养心。人参、黄芪补气以生血,酸枣仁、柏子仁补血养心以安神,共为臣药。远志、茯神安神益智,茯苓、半夏曲化湿祛痰,川芎行气活血,五味子敛心安神,肉桂温阳化气,鼓舞气血生长,俱为佐药。炙甘草益气补心,调和诸药为使药。

5. 当归四逆汤

　　当归四逆桂枝芍　　细辛甘草木通着
　　再加大枣治阴厥　　脉细阳虚由血弱
　　内有久寒加姜茱　　发表温中通经脉
　　不用附子及干姜　　助阳过剂阴反灼

　　组成:当归　桂枝　芍药　细辛　炙甘草　木通　大枣

　　解说:此方主治血虚经寒。方中当归辛甘温,养血和血;桂枝辛甘温,温阳散寒,共为君药。细辛温经散寒,助桂枝温通经脉;白芍养血和营,助当归补血,同为臣药。木通通血脉利关节,为佐药。炙甘草、大枣益气补脾以生血,为使药。合方共奏温经散寒,养血复脉之效,以治手足厥冷和寒入经络而致腰及下肢疼痛等症。若是体内有久寒,可加吴茱萸、生姜,成为"当归四逆加吴茱萸生姜汤",治疗兼有中焦虚寒者。方中之所以不用附子及干姜,是为了避免助阳不当而反灼伤阴血。

6.桃仁承气汤

桃仁承气五般奇　甘草硝黄并桂枝

热结膀胱少腹胀　如狂蓄血最相宜

组成:桃仁　甘草　芒硝　大黄　桂枝

解说:此方主治太阳病未解,病邪传入膀胱化热,与血相搏结于下焦所致的蓄血证。方中桃仁活血破瘀,大黄苦寒泻热,共为君药。芒硝泻热软坚,助大黄通下泻热,为臣药。桂枝温通血脉,助桃仁活血,又防寒药凉遏之弊.是为佐药。甘草缓和诸药峻烈之性,兼为佐使药。诸药合用,可治下焦蓄血所致的少腹拘急胀满,大便色黑,谵语烦渴,甚则精神失常等症。

7. 犀角地黄汤

犀角地黄芍药丹　血升胃热火邪干

斑黄阳毒皆堪治　或益柴芩总伐肝

组成：犀角　生地黄　芍药　牡丹皮

解说：此方主治热入血分，迫血妄行。以犀角为君药，清热解毒，凉血止血。生地黄清热凉血，养阴生津，助犀角凉血止血，为臣药。芍药、牡丹皮清热凉血，兼能活血，使血止而不留瘀血。四药合用，可治疗血热出血诸证，如身热谵语，阳毒发斑及吐血、衄血、便血、尿血等。若是因郁怒而致肝火过盛出血者，宜加用柴胡、黄芩以清泻肝火。

8. 咳血方

咳血方中诃子收　瓜蒌海石山栀投

青黛蜜丸口噙化　咳嗽痰血服之瘳

组成：青黛　诃子　瓜蒌仁　海浮石

栀子

　　解说:此方主治肝火犯肺的咳血。青黛清肝泻火,凉血止血;栀子泻火除烦,共为君药。瓜蒌仁清热润肺,止咳化痰;海浮石清肺化痰,俱为臣药。诃子性涩,敛肺止咳,是为佐药。此方宜制成蜜丸嚼化,可使药力经咽缓慢服入,更好地发挥作用。

9.秦艽白术丸(附:秦艽苍术汤、秦艽防风汤)

　　秦艽白术丸东垣　　归尾桃仁枳实攒
　　地榆泽泻皂角子　　糊丸血痔便艰难
　　仍有苍术防风剂　　润血疏风燥湿安

　　组成:秦艽　白术　当归尾　桃仁　枳实　地榆　泽泻　皂角子

　　解说:此方主治痔疮出血。方中秦艽散风除湿通便,为君药。桃仁活血祛瘀通便,皂角子润燥滑肠,当归尾活血祛瘀润肠,地榆清热凉血止血,枳实下气破结,共为臣药。白术健脾燥湿,泽泻渗利湿热,共为佐药。秦艽苍术汤为秦艽白术丸去白术、枳实、地榆,加苍术、防风、黄柏、大黄、槟榔而组成,突出燥湿清热通便功效,比较适用于痔漏便秘湿热偏盛者。秦艽防风汤是秦艽白术丸去皂角子、枳实、地榆,加防风、升麻、柴胡、陈皮、大黄、黄柏、红花、炙甘草而成,清热行气活血功能较强。

10. 槐花散

槐花散用治肠风　侧柏黑荆枳壳充

为末等份米饮下　宽肠凉血逐风功

组成:槐花　侧柏叶　黑荆芥穗　枳壳

解说:此方主治肠风便血,其特点是大便前出血,血色鲜红,喷射而出。方中槐花苦寒,清泻大肠,凉血止血,是为君药。侧柏叶清热止血,黑荆芥穗疏风散风,俱为臣药。

佐以枳壳行气调肠。各药研为细末,用清米汤调和,饭前空腹服用。可清肠止血,疏风行气。

11. 小蓟饮子

　　小蓟饮子藕蒲黄　　木通滑石生地裹
　　归草黑栀淡竹叶　　血淋热结服之良

　　组成:小蓟　藕节　蒲黄　木通　滑石　生地黄　当归　甘草　黑栀子　淡竹叶

　　解说:此方主治湿热而致的血淋,特点是尿中带血,伴热涩刺痛。方中小蓟清热凉血止血,为君药。蒲黄、藕节助小蓟止血,兼能消瘀;生地黄凉血止血,养阴清热,共为臣药。滑石、淡竹叶、木通清热利尿通淋,合黑栀子泻火,导热从小便去;当归养血和血,防诸药寒凉太过,均为佐药。甘草和中调和诸药,为使药。

12.四生丸

四生丸用三般叶 侧柏艾荷生地协

等份生捣如泥煎 血热妄行止衄惬

组成:生侧柏叶 生艾叶 生荷叶 生地黄

解说:此方主治血热妄行的吐血、衄血。方中四药都是生用,意在增强凉血止血作用,故称"四生丸"。生侧柏叶凉血止血,为君药。生地黄清热凉血,养阴生津,为臣药。生荷叶、生艾叶止血祛瘀,避免血止留瘀之弊,为佐药。四味药各等份,捣烂做成鸡子大的丸药,每次用1丸,水煎服。

13.复元活血汤

复元活血汤柴胡 花粉当归山甲入

桃仁红花大黄草 损伤瘀血酒煎祛

组成:柴胡 天花粉 当归 穿山甲

桃仁　红花　酒制大黄　甘草

　　解说:此方主治外伤瘀血胁痛。酒制大黄荡涤留瘀败血,引瘀血下行;柴胡疏肝调气,使气行血活,引药入肝,共为君药。穿山甲破瘀通络,当归、桃仁、红花活血消肿止痛,均为臣药。天花粉消瘀散结,兼能清热润燥,防血瘀久化热,是为佐药。甘草缓急止痛,调和诸药,为使药。加酒煎药能增强活血祛瘀之效。

增辑

1. 黄土汤(附:赤小豆当归散)

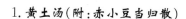

　　黄土汤将远血医　　胶芩地术附甘随
　　更知赤豆当归散　　近血服之效亦奇
　　组成:灶心土　阿胶　黄芩　生地黄白术　附子　甘草

　　解说:此方主治便血中的远血,病因为

脾阳不足,脾不统血,表现为先便后血,血色暗淡,四肢不温,面色萎黄。方中灶心土温中涩肠止血,用为君药。附子、白术温阳健脾,使脾恢复统血职能;生地黄、阿胶滋阴养血止血,共为臣药。黄芩苦寒,制约附子、白术温燥之性,用为佐药。甘草既益气补中,又调和诸药,为使药。赤小豆当归散由赤小豆、当归组成,有清利湿热,养血活血之功。主治近血证。特点为大便前出血,血色鲜红,舌红,脉数等。

2. 黑地黄丸

黑地黄丸用地黄　还同苍术味干姜

多时便血脾虚陷　燥湿滋阴两擅长

组成:熟地黄　苍术　五味子　干姜

解说:此方主治脾不统血而致的便血。苍术燥湿健脾,使脾恢复统血功能,是为君药。干姜助苍术健脾,熟地黄补已失之血,共为臣药。五味子益气收涩止血,用为佐药。诸药合用,既滋阴补血,又燥湿温中。

3. 癫狗咬毒汤

癫狗咬毒无妙方　毒传迅速有难当
桃仁地鳖大黄共　蜜酒浓煎连滓尝

组成:桃仁　地鳖虫　大黄　白蜜　陈酒

解说:此方主治癫狗(即疯狗)咬伤。疯狗咬伤,邪毒入体,故方中用地鳖虫逐瘀排毒,大黄攻下毒邪,共为君药。桃仁破血行瘀通便,为臣药。白蜜解毒,缓和三药峻烈之性,是为佐药。以陈酒煎药,行气活血,以助排毒。

4. 血府逐瘀汤

血府逐瘀归地桃　红花枳壳膝芎饶
柴胡赤芍甘桔梗　血化下行不作劳

组成:生地黄　当归　桃仁　红花　枳壳　牛膝　川芎　柴胡　赤芍　甘草　桔梗

解说:此方主治胸中(即血府)血瘀。桃仁破血逐瘀,红花活血行瘀以止痛,同用为君药。川芎、赤芍、牛膝活血祛瘀,引血下行;柴胡、枳壳理胸中之气,以助活血,共为臣药。生地黄、当归养血,使瘀去新生,同为佐药。桔梗引药上行,甘草调和诸药,是为使药。诸药合用,使瘀化血行,防止转化为其他病症。

5.少腹逐瘀汤

少腹逐瘀芎炮姜　元胡灵脂芍茴香
蒲黄肉桂当没药　调经止痛是良方

组成:川芎　炮姜　延胡索(元胡)　五灵脂　赤芍　小茴香　蒲黄　肉桂　当归　没药

解说:此方主治少腹寒滞瘀血,表现为少腹瘀血积块疼痛胀满,或月经一月数次,经色或紫或黑,或有瘀块,或崩漏兼少腹疼痛等。方中用五灵脂、蒲黄活血祛瘀,肉桂温经散寒,共为君药。川芎、赤芍、没药、延胡索(元胡)、当归助五灵脂活血祛瘀止痛;炮姜辛温,助肉桂温阳,俱为臣药。小茴香散寒理气,是为佐药。诸药相合,共奏活血祛瘀,调经止痛之功。

6.补阳还五汤

补阳还五赤芍芎　　归尾通经佐地龙

四两黄芪为主药　　血中瘀滞用桃红

组成:赤芍　川芎　当归尾　地龙　生黄芪　桃仁　红花

解说:此方主治气虚血滞型的中风偏瘫。作者王清任认为:人身之阳气有十成,左右各得其半,若阳气亏五成,则发生半身不遂。此方可促其所亏的五成阳气还复,故命名为"补阳还五汤"。重用生黄芪大补元气为君药,使气旺则血行,瘀去络通。当归尾、赤芍、川芎、桃仁、红花活血祛瘀,俱为臣药。地龙通经活络,用为佐药。诸药合用,活血而不伤正。

十、祛风之剂

1. 小续命汤

小续命汤桂附芎　麻黄参芍杏防风

黄芩防己兼甘草　六经风中此方通

组成:桂枝　附子　川芎　麻黄　人参　芍药　杏仁　防风　黄芩　防己　甘草

解说:此方主治外风侵袭之中风。中风证病情危重,服本方可转危为安,延续生命,故称"小续命汤"。方中防风散风祛邪,胜湿解痉,用为君药。麻黄、杏仁疏散风寒通经,人参、甘草、附子、桂枝益气温阳以扶正,川芎、芍药调和气血,以助正气恢复,共为臣药。防己祛风除湿止痛,黄芩防温燥药伤阴血,共为佐药。甘草调和诸药,为使药。诸药相合,具有辛温发散、扶正祛邪的作用,所以凡六经被风邪所中的病症,如不省人事,筋脉拘急,半身不遂,口眼㖞斜,语言不利,风湿痹痛等,都可以用此方加减治疗。

2.大秦艽汤

大秦艽汤羌独防　芎芷辛芩二地黄
石膏归芍苓甘术　风邪散见可通尝

　　组成:秦艽　羌活　独活　防风　川芎
白芷　细辛　黄芩　生地黄　熟地黄　石膏　当归　白芍　茯苓　甘草　白术

　　解说:此方主治风邪初中经络,表现为手足不能运动,舌强不能言语,口眼㖞斜等症。方中用秦艽为君药,祛散风邪,通行经

109

络。羌活、独活、防风、白芷、细辛分别驱散各经风邪，川芎、当归、白芍、熟地黄活血养血，和血柔筋，共为臣药。白术、茯苓益气健脾，使气血生化有源，邪去而正不伤；黄芩、石膏、生地黄清热凉血养阴，以防风邪化热，并制约祛风药的温燥，共为佐药。甘草调和诸药，为使药。

3. 三生饮（附：星香散）

　　三生饮用乌附星　三皆生用木香听
　　加参对半扶元气　卒中痰迷服此灵
　　星香散亦治卒中　体肥不渴邪在经

　　组成：生川乌　生附子　生天南星　木香

　　解说：此方主治卒中痰厥，即因痰浊内阻，上蒙清窍而致突然昏倒。为使药力猛峻而快速发生作用，方中川乌、附子、天南星三味药都生用，故名"三生饮"。方中生天南星祛风燥湿化痰以开窍，为君药。生附子散寒祛风通络，生川乌散风逐寒温阳，共为臣药。木香顺气行痰为佐药。四味药研成粗末，每次取 15 克，以生姜 15 片水煎，可制约三药之毒，亦有佐药之功。若是阳气虚甚，可加人参扶助元气。本方减去生川乌、生附子，名"星香散"，化痰调气，主治中风肢体活动不便，属于痰浊壅盛，形体肥胖，口不渴的患者。

4. 地黄饮子

地黄饮子山茱斛　麦味菖蒲远志茯

苁蓉桂附巴戟天　少入薄荷姜枣服

喑厥风痱能治之　虚阳归肾阴精足

组成：熟地黄　山茱萸　石斛　麦冬
五味子　石菖蒲　远志　茯苓　肉苁蓉
肉桂　炮附子　巴戟天

解说：此方主治喑厥风痱。喑指舌强失

声不能说话,厥是手足厥冷,风痱是中风后瘫痪,足废不能行。多伴口干不欲饮,足冷面赤等。病因为肾阴阳两虚衰,痰浊随虚阳上泛,堵塞窍道所致。方用熟地黄、山茱萸滋补肾阴,肉苁蓉、巴戟天温壮肾阳,四味阴阳双补,共为君药。炮附子、肉桂助温养下元,引火归原;石斛、麦冬、五味子滋养肺肾之阴,俱为臣药。石菖蒲、远志开窍化痰,茯苓泄浊,共为佐药。煎加生姜、大枣和薄荷,和中调药,散风开郁,为使药。全方上下同治,治本治下为主,使肾得补养,虚阳下归,则病可向愈。

5. 独活汤

独活汤中羌独防　芎归辛桂参夏菖
茯神远志白薇草　瘈疭昏愦力能匡

组成:独活　羌活　防风　川芎　当归
细辛　肉桂　人参　半夏　石菖蒲　茯神

远志　白薇　甘草

解说:此方主治瘛疭昏愦。瘛疭为手足不时伸缩抽动不止的状态,昏愦即神识昏乱。病因多为肝虚受风邪侵入。方中以独活、羌活、防风共为君药,疏风散邪。细辛、肉桂温经散寒,人参、当归益气补脾,滋养肝血,共为臣药。白薇清热,川芎活血,半夏、石菖蒲除痰开心窍,茯神、远志宁心安神,共为佐药。甘草调和诸药,为使药。煎药加姜、枣,和营卫,补脾胃,也有佐药之效。诸药相配,疏风散邪,补肝宁心开窍。使瘛疭昏愦者恢复正常。

6.顺风匀气散

顺风匀气术乌沉　白芷天麻苏叶参

木瓜甘草青皮合　喎僻偏枯口舌喑

组成:白术　乌药　沉香　白芷　天麻　紫苏叶　人参　木瓜　甘草　青皮

解说:此方所治的中风,为气虚分布不匀,又外受风邪所致。此方可顺散风邪,使气均匀,则偏瘫可愈,故名之。方中用人参补气,白芷疏散风邪,共为君药。白术健脾,助人参补气;紫苏叶、天麻疏风,助白芷散邪,同为臣药。青皮、沉香、乌药调畅气机,木瓜平肝伸筋舒络,俱为佐药。甘草调和诸药,为使药。诸药相配,使风散气足而匀,则口眼㖞斜,半身不遂,舌强不能言等证候可除。

7. 上中下通用痛风方

黄柏苍术天南星　桂枝防己及威灵

桃仁红花龙胆草　羌芷川芎神曲停

痛风湿热与痰血　上中下通用之听

组成:黄柏　苍术　天南星　桂枝　防己　威灵仙　桃仁　红花　龙胆草　羌活　白芷　川芎　神曲

解说:此方主治痛风(即风痹),为痹症中风邪偏重者,肢节疼痛,上下左右游走不定。方中重用苍术祛风散寒,燥湿健脾;天南星燥湿散风,共为君药。白芷、羌活、桂枝、威灵仙疏散上下风邪,温通经络;桃仁、红花、川芎活血祛瘀以祛风止痛,合为臣药。防己利水清热,黄柏、龙胆草祛湿止痛兼制祛风药之温燥,俱为佐药。诸药共研细末,用神曲煮糊为丸,以助吸收。

8. 独活寄生汤(附:三痹汤)

独活寄生艽防辛　芎归地芍桂苓均

杜仲牛膝人参草　冷风顽痹屈能伸

若去寄生加芪续　汤名三痹古方珍

组成:独活　桑寄生　秦艽　防风　细辛　川芎　当归　地黄　芍药　肉桂心　茯苓　杜仲　牛膝　人参　甘草

解说:本方主治久患痹症,正气不足。

方中重用独活治风除久痹,合桑寄生祛风湿,强筋骨,共为君药。细辛、防风、秦艽、肉桂心,搜剔阴经之风寒湿邪,当归、川芎、地黄、芍药养血和血,人参、茯苓、甘草健脾益气,俱为臣药。杜仲、牛膝以补益肝肾而强壮筋骨,同为佐药。甘草调和诸药,兼使药之用。诸药合用,补肝肾,益气血,除风湿,对于久痹顽痹的肢节屈伸不利,可以有效缓解。如果本方去除桑寄生,加黄芪、续断,名"三痹汤",与独活寄生汤类似,而偏于补气。

9.消风散

消风散内羌防荆　芎朴参苓陈草并

僵蚕蝉蜕藿香入　为末茶调或酒行

头痛目昏项背急　顽麻瘾疹服之清

　组成:羌活　防风　荆芥　川芎　厚朴

人参　茯苓　陈皮　甘草　僵蚕　蝉蜕

藿香

解说:此方主治风热上攻证,多表现为头痛目昏,项背拘急,鼻嚏声重,以及皮肤顽麻,瘾疹瘙痒等。防风、蝉蜕疏散风热止痒,共为君药。羌活、荆芥、僵蚕助君药疏散风邪,人参、甘草、茯苓益气健脾,同为臣药。茯苓渗湿,藿香化湿,川芎行气活血止头痛,厚朴、陈皮行气散满,俱为佐药。甘草调和诸药为使药。服时可用茶水调和,以助清风热;也可用酒调服,以活血散风。

10.川芎茶调散(附:菊花茶调散)

　　川芎茶调散荆防　辛芷薄荷甘草羌
　　目昏鼻塞风攻上　正偏头痛悉能康
　　方内若加僵蚕菊　菊花茶调用亦臧

　　组成:川芎　荆芥　防风　细辛　白芷　甘草　羌活　薄荷

　　解说:此方主治外感风邪头痛。方中川芎善于祛风而止头痛,故为君药。白芷、羌活、细辛分治各部分头痛,共为臣药。薄荷、防风、荆芥疏风散邪,清利头目,俱为佐药。服时以清茶调下,取茶叶的苦寒之性,上清头目,且制约诸风药的温燥与升散,也是佐药。甘草调和诸药,为使药。方内若是加入僵蚕,用菊花茶调服,或菊花茶调散,效果也很好。

11. 清空膏

清空芎草柴芩连　羌防升之入顶巅

为末茶调如膏服　正偏头痛一时蠲

组成:川芎　甘草　柴胡　黄芩　黄连　羌活　防风

解说:头是阳气交会的部位,称清空之处,而此方主治风湿热上壅所致的正偏头痛,服法是将药用茶少许调成膏状,抹在口中,再用少许白开水送下,故称"清空膏"。方中用羌活、黄芩祛风胜湿,清热燥湿,共为君药。防风、柴胡辛散风邪，黄连清湿热，俱为臣药。川芎行气活血止痛，是为佐药。甘草调和寒热药性，为使药。

12. 人参荆芥散

人参荆芥散熟地　防风柴枳芎归比

酸枣鳖羚桂术甘　血风劳作风虚治

组成：人参　荆芥　熟地黄　防风　柴胡　枳壳　川芎　当归　酸枣仁　鳖甲　羚羊角　肉桂心　白术　甘草

解说：此方主治妇女血风劳。表现为遍身疼痛，头昏目涩，寒热盗汗，颊赤口干，月经不调，面黄肌瘦，腹痛等。病因为血脉空虚，感受风邪。故方中用荆芥、防风疏散风邪，熟地黄补血充脉，共为君药。柴胡疏风清热，羚羊角清肝热明目，当归、川芎养血和血调经，人参、白术、甘草补气健脾以生血，共为臣药。鳖甲滋阴清热，枳壳调畅气机，肉桂心温通经脉,酸枣仁养心敛汗,同为佐药。甘草调和诸药为使药。诸药合用,疏风扶正兼施,以治虚人受风。

增辑

1.资寿解语汤

　　资寿解语汤用羌　专需竹沥佐生姜
　　防风桂附羚羊角　酸枣麻甘十味详

　　组成:羌活　竹沥　生姜汁　防风　肉桂　附子　羚羊角　酸枣仁　天麻　甘草

　　解说:此方主治中风半身肢体无力,舌强不语。方中防风疏散外风,羚羊角平息内风,共为君药。天麻、羌活助君药治风,附子温脾散风寒,共为臣药。酸枣仁养肝血宁心,肉桂温通血脉,均为佐药。甘草补脾益气,调和诸药,为使药。服时加竹沥2匙,生姜汁2滴,以行经络之痰,也有佐药之效。

2. 小活络丹（附：大活络丹）

小活络丹用二乌　　地龙乳没胆星俱
中风手足皆麻木　　痰湿流连一服驱
大活络丹多味益　　恶风大症此方需

组成：川乌　草乌　胆南星　地龙　乳香　没药（附大活络丹组成：白花蛇　乌梢蛇　威灵仙　两头尖　草乌　天麻　全蝎　何首乌　龟甲　麻黄　贯众　炙甘草　羌活　肉桂　藿香　乌药　黄连　熟地黄　大黄　木香　沉香　细辛　赤芍　没药　丁香　乳香　僵蚕　天南星　青皮　骨碎补　白豆蔻　安息香　黑附子　黄芩　茯苓　香附　玄参　白术　防风　葛根　虎胫骨　当归　血竭　地龙　犀角　麝香　松脂　牛黄　冰片　人参）

解说：此方主治中风手足麻木不仁，屈伸不利，疼痛沉重，着冷加重。方中川乌、草乌辛热，温经散寒，祛风除湿，通痹止痛，共为君药。胆南星燥湿化痰,乳香、没药行气活血,俱为佐药。地龙走窜,通经活络兼为佐使药。诸药用酒煮面糊为丸,并用酒送下,不但可以活血化瘀,还能驱逐痰湿。大活络丹又配伍了补气、补血、活血等药,属标本兼顾之剂,适用于邪实正虚之证,用于治疗更为严重的顽痰恶风,热毒瘀血等症,如中风瘫痪,痿痹,痰厥,阴疽,流注等。

3. 羚羊钩藤汤

俞氏羚羊钩藤汤　桑叶菊花鲜地黄
芍草茯神川贝茹　凉肝增液定风方

组成:羚羊角　钩藤　霜桑叶　滁菊花　鲜地黄　白芍　甘草　茯神　川贝母　竹茹

解说:此方主治肝经热盛,热极动风。表现为高热,烦闷躁扰,甚至神昏痉厥。羚羊角、钩藤清热平肝,熄风解痉,共为君药。

霜桑叶、滁菊花清热凉肝熄风,鲜地黄、白芍
滋阴凉血柔肝,俱为臣药。竹茹、川贝母清
热化痰,茯神宁心安神,共为佐药。甘草调
和诸药,为使药。诸药相配,共奏凉肝熄风,
增液舒筋之功。其中羚羊角与鲜竹茹宜先
煎取液,以此代水煎余药,钩藤宜后下。

4. 镇肝熄风汤

> 张氏镇肝熄风汤　龙牡龟牛制亢阳
> 代赭天冬元芍草　茵陈川楝麦芽襄
> 痰多加用胆星好　尺脉虚浮萸地匡
> 加入石膏清里热　便溏龟赭易脂良

组成:生龙骨　生牡蛎　生龟板　怀牛
膝　代赭石　天冬　玄参(元参)　生白芍
生甘草　茵陈　川楝子　生麦芽

解说:此方主治肝肾阴亏,肝阳上亢诸
证,如头目眩晕,目胀耳鸣,脑部热痛,心中
烦热,面色如醉等,或肢体渐觉不利,甚或昏

不知人，移时始醒，或醒后不能复原等。方中重用怀牛膝为君药，引血下行，补益肝肾。代赭石平肝镇逆，生龙骨、生牡蛎镇肝熄风，生龟板、生白芍、天冬、玄参滋阴清热，育阴潜阳，共为臣药。茵陈、川楝子、生麦芽舒肝顺气，并护脾胃，是为佐药。生甘草调和诸药为使药。若是痰多，加用胆南星；尺脉重按虚的，加山茱萸、熟地黄；里热盛的，加入石膏以清里热；大便溏泻的减去生龟板、代赭石，加赤石脂。

十一、祛寒之剂

1. 理中汤（附：附子理中丸）

理中丸主理中乡　甘草人参术黑姜
呕利腹痛阴寒盛　或加附子总回阳

组成：炙甘草　人参　白术　黑干姜

解说：此方调理中焦脾胃，故称"理中

汤",主治中焦寒盛。黑干姜大辛大热,用为君药,以温中祛寒,扶阳抑阴。人参补气健脾为臣药。白术健脾燥湿为佐药。炙甘草益气和中,兼为佐使药。四药合用,而治疗中焦虚寒之呕吐,下利,腹痛,食少,胸痹等。加附子名为"附子理中丸",温中散寒之力更强,适用于脾胃阳虚寒盛的重证。

2. 真武汤

真武汤壮肾中阳　茯苓术芍附生姜
少阴腹痛有水气　悸眩瞤惕保安康

组成:茯苓　白术　白芍　附子　生姜

解说:此方主治肾阳虚水停,有温肾阳行水气的功能,犹如真武之神,能降龙治水,威慑水患,故名"真武汤"。方中附子专温肾助阳,散寒以化气行水,用为君药。白术燥湿利水,茯苓渗湿利水,二药都能健脾,共为臣药。生姜温散水湿,白芍敛阴养阴,防附子之辛燥,共为佐药。诸药相配,对肾阳虚水停而致腹痛、小便不利,心悸眩晕,肌肉跳动(眴),都有良好的效果。

3.四逆汤(附:通脉四逆汤)

> 四逆汤中姜附草　三阴厥逆太阳沉
> 或益姜葱参芍桔　通阳复脉力能任

组成:干姜　附子　炙甘草

解说:四肢以温和为顺,反之为逆。此方主治肾阳衰微而致的四肢逆冷,故名"四逆汤"。方中用附子大温肾阳,祛寒救逆,为君药。干姜助附子温肾阳,并可温脾阳散里寒,为臣药。炙甘草既缓干姜、附子辛热燥烈之性,以防伤阴,又调诸药,兼为佐使药。诸药合用可治疗足太阴脾、足少阴肾、足厥阴肝三经的阴寒,太阳经脉沉也可以用此方。通脉四逆汤加重了附子、干姜用量,温阳祛寒功效更强。若见面红如妆,加葱白九茎,以宣通上下之阳气。腹痛者,不用葱白,加芍药,以缓急止痛。呕吐者,加生姜,以和胃降逆止呕;咽痛者,去芍药,加桔梗,以利咽开结。如果下利停止而脉极弱,去桔梗,加人参,以益气复脉。

4.白通加猪胆汁汤

白通加尿猪胆汁　干姜附子兼葱白

热因寒用妙义深　阴盛格阳厥无脉

组成:干姜　生附子　葱白　猪胆汁
童子尿

解说:白通即"白通汤",由干姜、生附子、葱白组成,由于葱白善于通阳,故称"白通汤"。全方作用为通阳气、破阴寒,主治阳衰阴微,四肢厥冷,脉微欲绝。而如果阴寒太盛,则可能把虚阳格拒于外,并且使温热药难于服下,则加苦寒的猪胆汁、咸寒的童子尿作为反佐药,以寒药为引导,使热药能够服下。此即是热因热用,寒因寒用的好例子。

5.吴茱萸汤

吴茱萸汤人参枣　重用生姜温胃好

阳明寒呕少阴利　厥阴头痛皆能保

组成:吴茱萸　人参　大枣　生姜

解说:此方主治肝胃虚寒。吴茱萸苦辛大热为君药,温肝暖胃,降逆止呕。生姜温胃散寒,降逆止呕,用为臣药。人参补脾益气,为佐药。大枣既助人参补脾,又助生姜和胃,兼佐使药。全方共奏温中补虚,降逆止呕之功。对于中焦阳明虚寒而引发的呕吐、少阴经的呕吐下利,手足厥冷,烦躁欲死,及厥阴头痛(多伴干呕,吐涎沫等),均有较好的疗效。

6. 益元汤

益元艾附与干姜　麦味知连参草将
姜枣葱煎入童便　内寒外热名戴阳

组成:艾叶　炮附子　干姜　五味子
麦冬　黄连　知母　人参　炙甘草　生姜
大枣　葱白

解说:本方有补益元阳的作用,故名"益元汤",主治肾阳衰微的戴阳证。所谓戴阳证,是肾阳衰微,阴寒太盛,虚阳被阴寒逼迫上越,形成面赤,身热,烦躁等假热表现。炮附子大热为君药,大补肾阳。干姜、艾叶助炮附子补阳散寒回阳,人参、生姜、大枣益气补脾,共为臣药。知母、麦冬、五味子滋肾敛阳,黄连清上浮之火,葱白宣通上下阳气,俱为佐药。炙甘草调和诸药,为使约。服药时加入童便,并置冷再服,也是反佐之意,防止药入口即吐。诸药相配,益元阳,逐阴寒,引浮阳归原而治疗戴阳证。

7. 回阳救急汤

　　回阳救急用六君　桂附干姜五味群

　　加麝三厘或胆汁　三阴寒厥见奇勋

　　组成：人参　白术　茯苓　炙甘草　陈皮　半夏　肉桂　熟附子　干姜　五味子　麝香

　　解说：此方主治寒邪直中足太阴、足少阴、足厥阴，真阳衰微而出现的四肢厥冷。以熟附子为君药，散寒救逆，大补真阳。肉桂、干姜助熟附子温元阳祛阴寒，六君子汤（人参、白术、茯苓、炙甘草、陈皮、半夏）健脾化湿，俱为臣药。五味子收敛，以免虚阳散越，为佐药。服时加麝香少许，以通血脉；或加猪胆汁，以防拒药。

8.四神丸

四神故纸吴茱萸　肉蔻五味四般须
大枣百枚姜八两　五更肾泻火衰扶

组成:补骨脂(破故纸)　吴茱萸　肉豆
蔻　五味子　大枣　生姜

解说:此方中四药相配,治疗脾肾虚寒
的五更泄泻,功效神奇迅速,故称"四神丸"。
补骨脂辛苦大温,补肾助阳,暖脾止泻,用为
君药。肉豆蔻温中行气,涩肠止泻,吴茱萸
温中暖肾散寒,共为臣药。五味子涩肠收
敛,生姜温胃散寒,大枣补脾益胃,共为佐
药。诸药相伍,温肾暖脾,治疗肾虚火衰而
致的五更泄泻。

9.厚朴温中汤

厚朴温中陈草苓　干姜草蔻木香停
煎服加姜治腹痛　虚寒胀满用皆灵

组成:厚朴　陈皮　炙甘草　茯苓　草豆蔻　木香　干姜　生姜

解说:此方主治脾胃被寒湿所伤,气滞不通,而有腹胀腹痛,畏寒,食少肢困等症,苔见白腻,脉多沉弦。方中以厚朴、草豆蔻同为君药,温中燥湿散满。陈皮、木香行气导滞,干姜、生姜温中散寒,共为臣药。茯苓渗湿健脾,为佐药。炙甘草益气,调和诸药,为使药。诸药共奏温中行气散满,化湿健脾之效。

10. 导气汤

寒疝痛用导气汤　川楝茴香与木香
吴茱萸以长流水　散寒通气和小肠

组成:川楝子　小茴香　木香　吴茱萸

解说:寒疝即寒凝气滞而致的阴囊冷痛结硬。此方能导气破滞而止痛,故称"导气汤"。方中川楝子行气止痛,小茴香散寒止痛,共为君药。木香助川楝子调气,吴茱萸助小茴香散寒,共为臣药。四药合用,用长流水煎,以助引药下行。

11. 疝气汤

疝气方用荔枝核　栀子山楂枳壳益
再入吴茱入厥阴　长流水煎疝痛释

组成:荔枝核　栀子　山楂　枳壳　吴茱萸

解说:此方也主治寒凝气滞的寒疝,与前方比较,所治之证不但有寒,而且有湿。故一方面仍用荔枝核、吴茱萸、枳壳之类温热药作为君臣药,入厥阴肝散寒行气。另一方面用栀子利湿,导湿热从小便而去,并用山楂散瘀消积,共为佐药。五药相配,也用长流水煎服以止痛。

12.橘核丸

橘核丸中川楝桂　朴实延胡藻带昆

桃仁二木酒糊合　癞疝痛顽盐酒吞

组成:橘核　川楝子　肉桂心　厚朴　枳实　延胡索　海藻　海带　昆布　桃仁　木香　木通

解说:此方主治癞疝,主要表现为睾丸肿胀或坚硬,或痛引脐腹或麻木。多由寒湿侵留厥阴肝经,气血郁滞而致。方中橘核入肝理气散结止痛,为君药。桃仁、延胡索活血散瘀,枳实、川楝子、厚朴、木香疏肝行气,肉桂心暖肝散寒,共为臣药。木通利湿,海藻、昆布、海带软坚散结,共为佐药。诸药合用,用酒糊丸可加强行气活血之效,用盐汤送服可软坚并引药下行。

增辑

1. 参附汤（附：芪附汤、术附汤）

参附汤疗汗自流　　肾阳脱汗此方求
卫阳不固须芪附　　郁遏脾阳术附投

组成：人参　炮附子

解说：此方主治元气大亏，阳气欲脱的自汗。故人参、炮附子并用为君药，一则大补元气，二则温肾补阳，以益气回阳固脱。煎时可加生姜、大枣调补脾胃，以助生阳，充为佐药。若是卫阳虚弱，不能固表而自汗，可以黄芪换人参，成为芪附汤，以益气助阳，固表止汗。而若是兼有寒湿郁遏脾阳，汗出身冷，气短喘急，下利，则以白术易人参，成为术附汤，以健脾燥湿，助阳固脱。

2.天台乌药散

天台乌药木茴香　　川楝槟榔巴豆姜

再用青皮为细末　　一钱酒下痛疝尝

组成:天台乌药　木香　小茴香　川楝子　巴豆　槟榔　高良姜　青皮

解说:此方主治寒疝结痛。天台乌药行气散寒止痛,为君药。小茴香、高良姜散寒止痛,青皮、木香行气止痛,四药合用助君药行气散寒,共为臣药。用与巴豆同炒的川楝子,取巴豆之辛热下行,增强其行气散结之力,为佐药。槟榔行气化滞,引药下达,为使药。诸药用酒送服,以增强行气散寒止痛的作用。

3.黑锡丹

黑锡丹能镇肾寒　　硫黄入锡结成团

胡芦故纸茴沉木　　桂附金铃肉蔻丸

组成:黑锡　硫黄　胡芦巴　补骨脂(破故纸)　小茴香　沉香　木香　肉桂　附子　金铃子　肉豆蔻

解说:此方主治肾阳不足,浮阳上浮,上盛下虚,表现为痰涎壅盛气喘,四肢厥逆,胸腹冷痛,阳痿精冷等症。故用质重的黑锡镇摄浮阳,大热的硫黄大补肾阳,共为君药。附子、肉桂、胡芦巴、补骨脂、小茴香温中散寒,木香、肉豆蔻温中调气,共为臣药。金铃子苦寒,以防温燥太过,且调畅气机,为佐药。沉香引药下行,纳气归肾,是为使药。诸药合用,制为丹剂,空腹以姜盐汤或枣汤送下,妇人则用艾醋汤送服。

4. 半硫丸(附:金液丹)

　　半硫半夏与硫黄　　虚冷下元便秘尝
　　金液丹中硫一味　　沉寒厥逆亦兴阳
　　组成:半夏　硫黄

解说:此方主治老人下元虚冷便秘。硫黄大热,用为君药,温肾祛寒。半夏辛温,通降胃气以助君药。二药宜与生姜汁同煎后制丸,以缓半夏之毒。服时用温酒送下,以助阳通阳。金液丹是将硫黄研细煅制,用蒸饼汤糊为丹。有助阳益火的功效。以温米汤送服,可治疗肾阳虚弱引发的手足厥冷,腰膝冷痛,自汗吐利,小便不禁,阳痿等。注意:硫黄辛热有毒,不可多服、久服。

5. 浆水散

浆水散中用地浆　干姜附桂与良姜
再加甘草同半夏　吐泻身凉立转阳

组成:地浆水　干姜　肉桂　附子　高良姜　炙甘草　半夏

解说:浆水即指地浆水。掘地三尺,灌入清水,搅混,待其沉淀后,上面的清液即是地浆水。此方主治脾肾阳虚有寒所致的霍乱，须以此水煎药，故称"浆水散"。方中以附子、干姜温脾肾，散寒邪，合为君药。肉桂温肾散寒，高良姜温中散寒，共为臣药。半夏温中和胃止呕，为佐药。炙甘草益气补脾，又可调和诸药，为使药。地浆水为阴中之阴，以其煎药可益阴敛阳，引药下达，防止拒药。

6. 来复丹

　　来复丹用玄精石　　硝石硫黄橘红着
　　青皮灵脂复元阳　　上盛下虚可镇宅

　　组成：玄精石　硝石　硫黄　橘红　青皮　五灵脂

　　解说：本方助阳救阴，能使肾中虚极的阳气归来恢复，故名"来复丹"。方中硫黄大辛，助阳除寒；硝石苦寒，降火通肠，二药阴阳互济，共为君药。玄精石滋阴，引虚火下归于肾；青皮、橘红疏利气机，使气行痰消，共为臣药。五灵脂除心腹冷气,散瘀止痛,引浊下行,是为佐药。诸药合用,助阳救阴,镇纳浮阳,行气通闭。治疗上盛下虚的痰厥,气闭,心腹冷痛,大便泄泻,或心肾不交等症。

十二、祛暑之剂

1. 三物香薷饮(附:黄连香薷饮、五物香薷饮、六味香薷饮、十味香薷饮、二香散、藿薷汤、香薷葛根汤)

三物香薷豆朴先　若云热盛加黄连
或加芩草名五物　利湿祛暑木瓜宣
再加参芪与陈术　兼治内伤十味全
二香合入香苏饮　仍有藿薷香葛传

组成:香薷　白扁豆　厚朴

解说:此方主治暑季乘凉饮冷,外感于寒,内伤于湿。重用辛温芳香的香薷为君药,外可发汗解表,内可化湿和中。厚朴行气除满化湿,充为臣药。白扁豆补脾化湿消暑,为佐药。煎时加酒,可助药力。若是有热,口渴心烦,可去白扁豆加黄连,成为黄连香薷饮。去黄连加茯苓、甘草,成为五物香薷饮,主治伤暑泄泻,小便不利等。再加木瓜,则成为六味香薷饮,主治中暑湿盛者。十味香薷饮是六味香薷饮加人参、黄芪、陈皮、白术组成。增加了补脾除湿功能,主治暑湿证而有头重吐利,身体疲倦,神志昏沉等症。三物香薷饮合香苏饮(香附、紫苏叶、陈皮、甘草),再加木瓜、苍术,则成二香散。理气除湿作用较强。主治暑季外感风寒,内伤湿滞。三物香薷饮合藿香正气散,组成藿薷汤,主治中暑吐泻。三物香薷饮加舒筋的葛根,组成香薷葛根汤,主治暑李伤风见项背拘急及伤暑泄泻。

2. 清暑益气汤

清暑益气参草芪　当归麦味青陈皮
曲柏葛根苍白术　升麻泽泻姜枣随

组成:人参　黄芪　炙甘草　当归　麦冬　五味子　青皮　陈皮　神曲　黄柏　葛根　苍术　白术　升麻　泽泻　生姜　大枣

解说:此方主治暑湿伤气。方中苍术燥湿健脾,黄芪益气固表,升麻升发清阳,共为君药。泽泻渗利湿热,黄柏清热燥湿,人参益气固表,白术补气健脾,俱为臣药。葛根清热解暑生津,麦冬清热养阴,五味子保肺生津敛汗,当归养血和阴,青皮、陈皮、神曲理气化滞消食,共为佐药。炙甘草调和诸药为使药。煎加生姜,大枣为引,调补脾胃。

3. 缩脾饮（附：大顺散）

缩脾饮用清暑气　砂仁草果乌梅暨
甘草葛根扁豆加　吐泻烦渴温脾胃
古人治暑多用温　暑为阴证此所谓
大顺杏仁姜桂甘　散寒燥湿斯为贵

组成：缩砂仁　草果　乌梅　炙甘草
葛根　白扁豆

解说：此方以缩砂仁为君，主治暑湿困
脾，有温脾消暑之功，故名"缩脾饮"。方中
白扁豆清暑化湿，草果温脾燥湿，俱为臣药。
乌梅生津止渴，葛根散暑热生津液，同为佐
药。炙甘草调和诸药，为使药。古人治阴暑
（即在暑季由于过于取冷饮凉，在安静状态
下而得的暑病）多用温药，所谓暑为阴证，即
指此而言。大顺散由干姜、肉桂、杏仁、甘草
组成。有散寒燥湿，温中祛暑之功。主治阴
暑，表现为食少体倦，呕吐泄泻，水谷不分等。

4. 生脉散

生脉麦味与人参　保肺清心治暑淫

气少汗多兼口渴　病危脉绝急煎斟

组成:麦冬　五味子　人参

解说:此方主治暑热耗伤气阴。故方中用人参益气生津,大补元气,为君药。麦冬润肺燥,清心热,与人参相助,气阴双补,为臣药。五味子敛阴止汗生津,为佐药。三药合用,使气阴得补,脉道得复,故名"生脉散"。此方不仅用于暑热证,其他气阴两虚之证,亦可相机使用。

5. 六一散(附:益元散、碧玉散、鸡苏散)

六一滑石同甘草　解肌行水兼清燥

统治表里及三焦　热渴暑烦泻痢保

益元碧玉与鸡苏　砂黛薄荷加之好

组成:滑石　甘草

解说：此方滑石与甘草的量为六比一，故名"六一散"。主治暑热兼湿。故方中重用滑石为君药，清解暑热，行水利湿。甘草甘寒生津，为佐使药。两药共研细末，用冷水或灯心汤调服。此方配伍精当，为治疗感受暑湿的基础方，能统治表里上下三焦的暑热证，如烦渴，腹泻，小便不利。益元散是六一散加朱砂组成，兼能安神。六一散加入青黛，使色如青碧，成为碧玉散，主治暑湿证兼有肝胆郁热者。鸡苏散即六一散加薄荷叶，兼能疏风，主治暑湿兼伤风者。

十三、利湿之剂

1. 五苓散（附：四苓散、猪苓汤）

五苓散治太阳腑　白术泽泻猪茯苓

膀胱化气添官桂　利便消暑烦渴清

除桂名为四苓散　无寒但渴服之灵

猪苓汤除桂与术　加入阿胶滑石停

此为和湿兼泻热　疸黄便闭渴呕宁

组成:白术　泽泻　猪苓　茯苓　桂枝

解说:此方在《伤寒论》中,主治太阳腑证,病因太阳表邪不解传腑,以致膀胱气化不利,成为太阳经腑同病的蓄水证。故方中

重用泽泻为君药,利水渗湿。猪苓、茯苓淡渗利湿,协助君药利水,共为臣药。白术健脾以运化水湿,桂枝助膀胱气化以行水,俱为佐药。此方不仅治疗膀胱蓄水,其他如小便不利,烦渴,中暑等症也可酌情加减应用。五苓散除去桂枝成为四苓散,主治没有寒象的小便不利,大便溏泻,口渴等。猪苓汤即五苓散除去桂枝、白术,加入阿胶、滑石而成,利水兼能清热养阴,主治水热互结,热伤阴津。方中佐以滑石清热利尿,阿胶养阴,使水去阴不伤。可治湿热黄疸,烦渴等症。

2. 小半夏加茯苓汤(附:茯苓甘草汤)

小半夏加茯苓汤　行水散痞有生姜

加桂除夏治悸厥　茯苓甘草汤名彰

组成:半夏　茯苓　生姜

解说:此方主治膈间停水。以茯苓为君药,健脾渗湿利水。生姜辛温,辛散水饮,降逆除痞,半夏和胃降逆止呕,共为臣药。去半夏加桂枝、甘草,成为茯苓甘草汤,主治水饮停心下兼四肢厥逆等。

3. 肾着汤(附:防己黄芪汤)

肾着汤内用干姜　茯苓甘草白术囊

伤湿身痛与腰冷　亦名甘姜苓术汤

黄芪防己除姜茯　术甘姜枣共煎尝

此治风水与诸湿　身重汗出服之良

组成:甘草　干姜　茯苓　白术

解说:此方主治寒湿所致的腰重冷痛。

方中君药为辛热的干姜,以之温脾散寒。茯苓健脾渗湿,白术健脾燥湿,共为臣药。甘草调和诸药,为使药。减去干姜和茯苓,加黄芪、防己,成为防己黄芪汤,功能益气祛风,健脾利水。主治表虚不固的风水或风湿。表现为汗出恶风,身重,小便不利等。

4. 舟车丸

　　舟车牵牛及大黄　　遂戟芫花又木香
　　青皮橘皮加轻粉　　燥实阳水却相当

　　组成:黑牵牛　大黄　甘遂　大戟　芫花　木香　青皮　橘皮　轻粉

　　解说:此方逐水消肿,使水湿等邪从二便畅行而出,犹如顺流之舟,下坡之车,顺势而下,所以叫作“舟车丸”。黑牵牛为君药,下气行水通利二便。大黄泻热通便,甘遂、大戟、芫花助君药攻逐积水,轻粉通窍利水,共为臣药。青皮、橘皮、木香行气以行水,均为佐药。

5.疏凿饮子

　　　　疏凿槟榔及商陆　苓皮大腹同椒目

　　　　赤豆艽羌泻木通　煎益姜皮阳水服

　　组成:槟榔　商陆　茯苓皮　大腹皮
椒目　赤小豆　秦艽　羌活　泽泻　木通

　　解说:此方主治水热壅盛,可分消上下
内外之水势,犹如夏禹治水,疏江凿河,故称
"疏凿饮子"。方中用苦寒之商陆为君药,通
利二便,行水退肿。椒目、赤小豆、泽泻、木
通利水祛湿,茯苓皮、生姜皮、大腹皮行皮肤
中水湿,秦艽、羌活辛温走表,使水湿从肌表
而去,俱为臣药。槟榔行气以利水,是为佐
药。

6.实脾饮

　　　　实脾苓术与木瓜　甘草木香大腹加

草蔻附姜兼厚朴　虚寒阴水效堪夸

组成：茯苓　白术　木瓜　炙甘草　木香　大腹皮　草豆蔻　附子　干姜　厚朴

解说：此方主治脾肾阳虚，不能行水的水肿。方中用温药温补脾土，使脾实而能行水，故称"实脾饮"。方中以干姜、附子并为君药，大辛大热，暖脾温肾，助气化以行水。白术健脾燥湿，茯苓健脾渗湿，木瓜醒脾化湿，大腹皮行水消肿，共为臣药。木香、厚朴行气散满，草豆蔻燥湿健脾，俱为佐药。炙甘草调和诸药，为使药。煎时加生姜、大枣，以助脾运化。

7.五皮饮

五皮饮用五般皮　陈茯姜桑大腹奇

或用五加易桑白　脾虚腹胀此方司

组成：陈皮　茯苓皮　生姜皮　桑白皮　大腹皮

解说：此方主治脾虚湿盛，水湿溢于肌肤而致的水肿。方中用茯苓皮为君药，淡渗利湿，行水消肿。大腹皮行水消肿，陈皮燥湿和胃，桑白皮肃降肺气，通调水道，俱为臣药。生姜皮散水消肿，为佐药。

另有一首五皮饮是减去桑白皮，换为五加皮而组成，两方功用、主治基本相同。

8. 羌活胜湿汤（附：羌活除湿汤）

> 羌活胜湿羌独芎　甘蔓藁本与防风
> 湿气在表头腰重　发汗升阳有异功
> 风能胜湿升能降　不与行水渗湿同
> 若除独活芎蔓草　除湿升麻苍术充

组成：羌活　独活　川芎　甘草　蔓荆子　藁本　防风

解说：此方主治风湿在表诸证，如头痛头重，腰脊重痛，或一身尽痛。方中羌活祛上半身风湿，独活祛下半身风湿，共为君药，能散周身风湿。防风、藁本祛风胜湿止痛，同为臣药。川芎行气活血，祛风止痛；蔓荆子祛风胜湿止痛，合为佐药。甘草调和诸药，为使药。诸药合用，发汗升阳，使在表的风湿随汗而解，这种祛湿方法和行水渗湿不同。羌活胜湿汤去独活、川芎、蔓荆子、甘草，加升麻、苍术，则组成羌活除湿汤，主治风湿身痛。

9. 大橘皮汤

大橘皮汤治湿热　　五苓六一二方缀
陈皮木香槟榔增　　能消水肿及泄泻

组成：茯苓　猪苓　泽泻　白术　桂枝
滑石　甘草　陈皮(橘皮)　木香　槟榔

解说：此方主治湿热内盛。由五苓散(茯苓、猪苓、泽泻、白术、桂枝)合六一散(滑石、甘草)，再加陈皮、木香、槟榔而成。以六一散清热利湿，五苓散利水渗湿泻热。为使气行则水行,气行湿化,故加槟榔、陈皮、木香理气行气,诸药相合,使水湿从小便而去,则湿热内盛之水肿、泄泻可以消除。

10. 茵陈蒿汤(附:茵陈术附汤、栀子柏皮汤)

茵陈蒿汤治疸黄　阴阳寒热细推详
阳黄大黄栀子入　阴黄附子与干姜
亦有不用茵陈者　仲景柏皮栀子汤

组成:茵陈　栀子　大黄

解说:治疗黄疸要辨明阳黄、阴黄。阳黄黄色鲜明如橘皮色,伴湿热之象;阴黄则黄色晦暗如烟熏,伴寒湿象。茵陈蒿汤主治湿热黄疸。方中茵陈苦寒,善于清热利湿退黄,重用为君药。栀子为臣药,清热泻火,通利三焦,导湿热外出。大黄泻热逐瘀,通利大便,引湿热从人便而出,为佐药。若治阴黄,则仍以退黄的茵陈为君药,臣药选辛热的附子、干姜,成为茵陈术附汤,可以温里散寒,利湿退黄。治疗阳黄也有不用茵陈的方子,如张仲景的"栀子柏皮汤"。方中栀子、黄柏共为君药,清热利湿,炙甘草甘缓和中,以防苦寒药伤胃,为佐药。

11. 八正散

八正木通与车前　萹蓄大黄滑石研
草梢瞿麦兼栀子　煎加灯草痛淋蠲

组成:木通　车前子　萹蓄　大黄　滑石　甘草梢　瞿麦　栀子

解说:此方选八味药物为散,以热者寒之的正治之法,治疗湿热下注之淋证,故称"八正散"。方中以木通、滑石为君药,清热利湿。萹蓄、瞿麦、车前子助君药清热利湿通淋,共为臣药。栀子清泻三焦湿热,导湿热从小便去;大黄泻热降火,共为佐药。甘草梢调和诸药,为使药。煎时加灯心草可助诸药清热利尿,使湿热从小便而去,则小便淋漓不畅、急迫、涩、痛等症可以解除。

12. 萆薢分清饮（附：缩泉丸）

萆薢分清石菖蒲　草梢乌药益智俱
或益茯苓盐煎服　通心固肾浊精驱
缩泉益智同乌药　山药糊丸便数需

组成：萆薢　石菖蒲　甘草梢　乌药
益智仁

解说：此方主治下焦虚寒所致之膏淋、白浊。方中用萆薢为君药，利湿化浊。石菖蒲化浊除湿以助萆薢，为臣药。益智仁补肾温阳，缩尿固精；乌药温肾除膀胱冷气，共为佐药。甘草梢调和诸药，引药下行，为使药。还可加茯苓增强利湿分清之功。以盐水煎服，以引药入肾。缩泉丸由益智仁、乌药组成，以山药糊为丸，有温肾祛寒，缩小便止遗尿的功能。主治小便频数及小儿遗尿。

13. 当归拈痛汤

当归拈痛羌防升　猪泽茵陈芩葛朋

二术苦参知母草　疮疡湿热服皆应

组成：当归　羌活　防风　升麻　猪苓　泽泻　茵陈　黄芩　葛根　苍术　白术　苦参　人参　知母　甘草

解说：此方主治湿热相搏而致的肢节沉重疼痛，脚气肿痛。羌活祛风胜湿，通痹止痛，茵陈清热利湿，共为君药。猪苓、泽泻利水渗湿，黄芩、苦参清热燥湿，苍术、白术健脾燥湿，防风、升麻、葛根发散肌肉间风湿，俱为臣药。当归养血活血，人参益气健脾，知母清热养阴，防苦燥药伤阴，共为佐药，甘草调和诸药为使药。诸药相配，祛湿止痛。"拈"是用指取物的意思，极言本方止痛效果之佳，如同信手拈来，故名拈痛汤。

增辑

1. 五淋散

五淋散用草栀仁　　归芍茯苓亦共珍

气化原由阴以育　　调行水道妙通神

组成：甘草　栀子　当归　赤芍　赤茯苓

解说：此方主治五种淋证（膏淋、气淋、血淋、石淋、劳淋）。栀子苦寒为君药，泻三焦之火利小便。赤茯苓渗利湿热，赤芍清热凉血，共为臣药。当归养血补益，防利尿伤阴血，是为佐药。甘草泻火，调和诸药，兼为佐使药。此方清热益阴，通调水道，五种淋证均可用本方加减治疗。

2.三仁汤

三仁杏蔻薏苡仁　　朴夏白通滑竹伦

水用甘澜扬百遍　　湿温初起法堪遵

组成:杏仁　白豆蔻　薏苡仁　厚朴

半夏　通草　滑石　竹叶

解说:此方主治湿温初起,邪气在气分,表现为头痛恶寒,身重疼痛,面色淡黄,胸闷不饥,午后身热,苔白不渴等。方中杏仁宣利上焦肺气,气行则湿化;白豆蔻芳香化湿,行气宽中,畅中焦之脾气;薏苡仁淡渗利水,使湿热从下焦而去,三仁合用,宣通三焦,俱为君药。滑石、通草、竹叶淡渗利湿,是为臣药。半夏、厚朴行气化湿除满,同为佐药。诸药合用,以甘澜水(把水放在盆内,用瓢将水扬起来,倒下去,反复多次,即成甘澜水,此水质轻不助邪,还可益脾胃)煎。湿温初起可遵照此法治疗。

3.甘露消毒丹

甘露消毒蔻藿香　茵陈滑石木通菖

芩翘贝母射干薄　暑疫湿温为末尝

组成:白豆蔻　藿香　茵陈　滑石　石菖蒲　木通　黄芩　连翘　川贝母　射干薄荷

解说:此方主治湿热并重的湿温、时疫。方中重用滑石、茵陈、黄芩,共为君药,利水渗湿,清热燥湿,泻火解毒。白豆蔻、石菖蒲、藿香芳香行气化湿,木通清热利湿通淋。连翘、薄荷、射干、川贝母清热解毒,散结消肿,利咽止痛,同为佐药。全方利湿化浊,清热解毒。可治湿温时疫所致的发热倦怠,胸闷腹胀,四肢酸楚,小便短赤,面颊、腮部肿痛,咽痛口渴,吐泻淋浊,身目发黄等症。

4. 鸡鸣散

鸡鸣散是绝奇方　苏叶茱萸桔梗姜

瓜橘槟榔煎冷服　肿浮脚气效彰彰

组成:紫苏叶　吴茱萸　桔梗　生姜
木瓜　橘皮　槟榔

解说:此方主治寒湿脚气,宜在五更鸡
鸣阳升之时服用,取阳升则阴降之意,故名
"鸡鸣散"。槟榔质重下行,利水化湿;木瓜
化湿舒筋,共为君药。吴茱萸、生姜散寒祛
湿,为臣药。紫苏叶、桔梗外散表邪;橘皮燥
湿理气,为佐药。服后寒湿从大便而去,肌
表之邪从微汗而解,足腿肿重疼痛,步行困
难等寒湿脚气的症状可减轻。

5. 中满分消汤(附:中满分消丸)

中满分消汤朴乌　归萸麻夏荜升胡

香姜草果参芪泽　连柏苓青益智需

丸用芩连砂朴实　夏陈知泽草姜俱
二苓参术姜黄合　九热汤寒治各殊

组成:厚朴　川乌　当归　吴茱萸　麻
黄　半夏　荜澄茄　升麻　柴胡　木香
干姜　草果(原方为草豆蔻)　人参　黄芪泽
泻　黄连　黄柏　茯苓　青皮　益智仁

解说:此方主治脾肾虚寒导致的湿郁。
干姜温中健脾,川乌温肾散寒,温助脾肾之
阳,同为君药。荜澄茄暖中行气,草豆蔻燥
湿温胃,益智仁温暖脾肾,吴茱萸散寒燥湿,
茯苓、泽泻渗利湿浊,麻黄发汗祛湿,半夏燥
湿化痰降逆,人参、黄芪补气健脾,俱为臣
药。木香、青皮、厚朴理气燥湿消痞,升麻、
柴胡升清气,当归和血,黄连、黄柏清热燥
湿,以防湿郁化热,共为佐药。煎时加生姜
温胃散寒,以助药力。使湿郁分别从上中下
消散。中满分消丸(炒黄连、枳实、半夏、黄
芩、砂仁、生姜、白茯苓、厚朴、陈皮、泽泻、知

母、甘草、猪苓、人参、白术、姜黄)清热利湿，消胀除满，此方主治湿热内蕴而致中满热胀，其寒热性质与中满分消汤主治相反。所以中满分消丸首先重用黄芩、黄连为君药，以清热泻火燥湿，而其他的利湿、行气、补脾等臣药与佐药则与中满分消汤相近。

6. 二妙丸(附:三妙丸)

二妙丸中苍柏煎　　若云三妙膝须添
痿痹足疾堪多服　　湿热全除病自瘥

组成:黄柏　苍术

解说:此方主治湿热下注。方中以黄柏为君药，质沉下行，寒以清热，苦以燥湿。苍术燥湿健脾，为臣药。二药相伍，凡湿热下注的病症，如筋软疼痛，下肢痿软无力;或足膝红肿热痛，或湿热带下，或下部湿疮，小便短赤等，都可治疗。加入川牛膝，祛风湿，补肝肾，强筋骨，引药下行，则组成"三妙丸"。

十四、润燥之剂

1. 炙甘草汤

炙甘草汤参姜桂　麦冬生地大麻仁

大枣阿胶加酒服　虚劳肺痿效如神

组成：炙甘草　人参　生姜　桂枝　麦冬　生地黄　火麻仁(大麻仁)　大枣　阿胶

解说：此方主治阴血不足，阳气虚弱而致的心动悸及虚劳肺痿。方中生地黄滋阴养血，炙甘草补气生血，二药均重用，共为君药。人参、大枣助炙甘草益心脾之气，阿胶、麦冬、大麻仁助生地黄滋阴养血润燥，俱为臣药。桂枝、生姜辛温通阳，共为佐药。诸药合用，煎时加清酒，以行药势，共奏滋阴养血，益气温阳复脉之功。

2. 滋燥养营汤

滋燥养营两地黄　芩甘归芍及芫防

爪枯肤燥兼风秘　火燥金伤血液亡

组成:生地黄　熟地黄　黄芩　甘草
当归　芍药　秦艽　防风

解说:此方主治火灼肺阴,血虚风燥。
方中生地黄、熟地黄并用为君药,滋阴补血,
润肺补肝。芍药滋养肝血,当归润燥养血,
同为臣药。黄芩清肺热,秦艽、防风散风通
络舒筋,俱为佐药。甘草调和诸药,为使药。
诸药相配,滋阴润燥养血,兼以清热散风,可
治皮肤干燥而皱纹明显,指甲枯槁,筋脉拘
急,肌肤瘙痒,大便燥结等燥症。

3. 活血润燥生津饮

活血润燥生津饮　二冬熟地兼瓜蒌

桃仁红花及归芍　利秘通幽善泽枯

组成:天冬　麦冬　瓜蒌　熟地黄　当归　白芍　桃仁　红花

解说:此方主治内燥血枯。方中熟地黄、当归滋阴养血,润燥通便,共为君药。白芍、天冬、麦冬、瓜蒌助君药滋阴生津,润肠通便,俱为臣药。桃仁、红花活血祛瘀,共为佐药。诸药合用,润肠通便,润泽皮肤。

4. 韭汁牛乳饮(附:五汁安中饮)

韭汁牛乳反胃滋　养营散瘀润肠奇

五汁安中姜梨藕　三般加入用随宜

组成:韭菜汁　牛乳

解说:此方主治胃瘀血,瘀久血枯燥热,胃肠干燥所致的反胃噎膈。牛乳甘温,润燥养血,为君药。韭菜汁消瘀,为臣药。二药合用,滋燥养血,散瘀润肠。五汁安中饮是本方再加姜汁、梨汁、藕汁而成。姜汁温散,梨汁消痰,藕汁益胃。用时宜根据病情灵活加减,没有寒痰不用姜汁,没有燥痰不用梨汁。二方药汁都要小口频服。

5. 润肠丸(附:活血润燥丸)

润肠丸用归尾羌　桃仁麻仁及大黄
或加芄防皂角子　风秘血秘善通肠

组成:当归尾　羌活　大黄　桃仁　火麻仁

解说:此方主治肠燥便秘。方中以火麻仁为君药,润燥滑肠通便。桃仁润肠通便活血,大黄清热通便,当归尾养血润肠通便,俱为臣药。羌活疏散风邪,为佐药。五药合用,疏风和血润肠,大便可通。再加秦艽、防风、皂角子,则组成"活血润燥丸",祛风通便的作用更强。

6. 通幽汤(附:当归润肠汤)

通幽汤中二地俱　桃仁红花归草濡

升麻升清以降浊　　噎塞便秘此方需

有加麻仁大黄者　　当归润肠汤名殊

组成:生地黄　熟地黄　桃仁　红花
当归　炙甘草　升麻

解说:幽为幽门,是胃之下口,通于小肠,幽门欠通则上为噎塞,下为便秘。此方可使幽门通畅,故名"通幽汤"。生地黄、熟地黄补血滋阴,润燥通幽,共为君药。当归助二地黄养血润肠,桃仁、红花活血祛瘀通便,共为臣药。升麻引药入胃,升清阳以降浊;炙甘草益气和中调药,二药同为佐使之药。本方加火麻仁、大黄,即成当归润肠汤,润肠通便之力更强,更适用于肠燥有热,大便秘结不通者。

7. 搜风顺气丸

搜风顺气大黄蒸　　郁李麻仁山药增

防独车前及槟枳　　菟丝牛膝山茱仍

中风风秘及气秘　　肠风下血总堪凭

组成:大黄　郁李仁　火麻仁　山药
防风　独活　车前子　槟榔　枳壳　菟丝
子　怀牛膝　山茱萸

解说:此方主治风热壅于大肠,大便秘
结。大黄苦寒,用为君药,以泻燥结,清瘀
热。郁李仁、火麻仁润肠通便,防风、独活搜
散风邪,枳壳、槟榔下气破滞,共为臣药。山
药补气养阴,山茱萸、菟丝子补益肝肾,车前
子利小便,共为佐药。怀牛膝补益肝肾,可
引诸药下行,是为使药。诸药相合,搜风顺
气,润燥通便,补益肝肾,可治大便秘结,小
便不畅,周身瘙痒,还可治疗肠风下血,中风
瘫痪。

8.消渴方

消渴方中花粉连　　藕汁地汁牛乳研
或加姜蜜为膏服　　泻火生津益血瘀

组成：天花粉　黄连　藕汁　生地黄汁
牛乳

解说：此方主治胃热消渴。黄连清泻胃
热，天花粉生津止渴润燥，共为君药。生地
黄汁滋阴清热，藕汁降火生津，牛乳润燥，俱
为臣药。蜂蜜调和诸药，为使药。诸药以蜂
蜜调和为膏噙化。若有胃气上逆，也可加生
姜汁以和胃降逆。

9. 白茯苓丸

白茯苓丸治肾消　　花粉黄连草薢调
二参熟地覆盆子　　石斛蛇床腽脏要

组成：白茯苓　天花粉　黄连　草薢
人参　玄参　熟地黄　覆盆子　石斛　蛇
床子　鸡腽脏(鸡内金)

解说：此方主治肾消（即下消），以多尿
为特点。方中熟地黄滋补肾阴，石斛滋养胃
阴，共为君药。人参、白茯苓补脾益胃，玄参

滋阴清热,黄连清胃热,天花粉生津止渴,共为臣药。覆盆子益肾固精缩尿,蛇床子温肾,鸡内金止小便数,萆薢利湿祛浊,共为佐药。磁石色黑重坠,以其煎汤送服,可引诸药入肾,有使药之功。

10. 猪肾荠苨汤

猪肾荠苨参茯神　知芩葛草石膏因
磁石天花同黑豆　强中消渴此方珍

组成: 猪肾　荠苨(甜桔梗)　人参　茯神　知母　黄芩　葛根　甘草　石膏　磁石　天花粉　黑豆

解说: 此方主治消渴及强中(阴茎挺举,精自流出)。二病多因误服、久服壮阳的金石类药,热毒积在肾内,消灼肾阴而成。方中用猪肾、黑豆补肾益阴,荠苨解毒生津,共为君药。葛根、知母、天花粉清热生津止渴,石膏、黄芩清热泻火,共为臣药。人参、茯神、甘草健脾补气,磁石补肾益精潜阳,共为佐药。甘草调和诸药,为使药。

11. 地黄饮子

地黄饮子参芪草　　二地二冬枇斛参

泽泻枳实疏二腑　　躁烦消渴血枯含

组成:人参　黄芪　炙甘草　生地黄　熟地黄　天冬　麦冬　枇杷叶　石斛　泽泻　枳实

解说:此方主治阴虚血枯有火的消渴。方中生地黄、熟地黄滋阴清热,养血润燥,共为君药。人参、黄芪益气补脾以生津止渴,天冬、麦冬、石斛滋阴养胃清热,共为臣药。枇杷叶清肺胃热,泽泻通利膀胱,枳实疏利大肠,使火热从二腑而去,同为佐药。炙甘草调和诸药为使约。

12. 酥蜜膏酒

酥蜜膏酒用饴糖　　二汁百部及生姜

杏枣补脾兼润肺　　声嘶气惫酒喝尝

组成:酥　白蜜　饴糖　百部汁　生姜汁　杏仁　大枣

解说:此方主治阴虚肺燥,声音嘶哑。所以方中以酥、白蜜补脾润肺燥,是为君药。饴糖、大枣润肺止咳,补脾益气;百部汁、杏仁润肺止咳,共为臣药。生姜汁辛散,使润肺补脾不敛邪,为佐药。诸药合用,用微火缓缓煎熬如膏,每次和酒细细咽1汤匙。

13. 清燥汤

清燥二术与黄芪　　参苓连柏草陈皮

猪泽升柴五味曲　　麦冬归地痿方推

组成:苍术　白术　黄芪　人参　茯苓黄连　黄柏　甘草　陈皮　猪苓　泽泻

升麻　柴胡　五味子　神曲　麦冬　当归
生地黄

　　解说:此方主治湿热痿躄(四肢软弱无
力,尤其以下肢痿软瘫痪,足不能行为多见)
诸证。方中二妙丸(苍术、黄柏)燥湿清热为
君药。白术、人参、黄芪、茯苓、猪苓、泽泻益
气健脾利湿,黄连助黄柏清热燥湿,陈皮理
气健脾燥湿,神曲消食化滞,共为臣药。麦
冬、生地黄、当归滋阴养血,五味子益气生津
保肺,升麻、柴胡升清气以降浊,共为佐药。
甘草调和诸药为使药。

增辑

1. 沙参麦冬饮

　　　沙参麦冬饮豆桑　　玉竹甘花共合方

　　　秋燥耗伤肺胃液　　苔光干咳此堪尝

　　组成:沙参　麦冬　生扁豆　冬桑叶

玉竹　生甘草　天花粉

　　解说:此方主治秋燥伤肺,胃阴不足。方中沙参、麦冬为君药,清肺热,养肺阴,养胃阴,生津液。天花粉、玉竹助君药滋阴清热,生津止渴,生扁豆、生甘草益气健脾,共为臣药。冬桑叶清宣肺中燥热,为佐药。生甘草为使药。诸药相配,清养肺胃,生津润燥,可治疗秋燥耗伤肺胃津液,苔光或无苔,干咳无痰等症。

2. 清燥救肺汤

　　　清燥救肺参草杷　　石膏胶杏麦胡麻
　　　经霜收下干桑叶　　解郁滋干效可夸

　　组成:人参　甘草　枇杷叶　石膏　阿胶　杏仁　麦冬　胡麻仁　桑叶

　　解说:此方主治温燥伤肺。方中以桑叶为君药,清宣肺中燥热。石膏清肺热,麦冬养肺阴,共为臣药。杏仁、枇杷叶降泄肺气,阿胶、胡麻仁养阴润肺,人参、甘草益气补土生金,俱为佐药,其中甘草兼为使药。

3. 琼玉膏

琼玉膏中生地黄　参苓白蜜炼膏尝

肺枯干咳虚劳证　金水相滋效倍彰

组成:生地黄　人参　茯苓　白蜜

解说:本方主治肺肾阴亏而致的肺枯干咳。生地黄甘寒,滋肾壮水,兼清虚火,用为君药。白蜜养肺润燥,为臣药。人参、茯苓益气补脾,共为佐药。在五行中,金应肺,水应肾,肺金和肾水是母子关系,两者在生理上互相滋生。此方四药相配,可达肾肺互为滋养的效果,对肺枯干咳疗效显著。

4. 黄连阿胶汤(附:驻车丸)

黄连阿胶鸡子黄　芍药黄芩合自良

更有驻车归醋用　连胶姜炭痢阴伤

组成：黄连　阿胶　鸡子黄　芍药　黄芩

解说：此方主治肾阴不足，心火亢盛而致的心烦、失眠等。黄连清火，阿胶滋阴，共为君药。黄芩助黄连清心除烦安神，芍药、鸡子黄助阿胶滋阴养血，共为臣药。驻车丸由黄连、干姜、当归、阿胶组成。主治冷痢，痢久伤阴。方中当归、阿胶滋阴养血为君药，黄连清热为臣药，干姜温中为佐药。

5.滋肾通关丸(附：大补阴丸)

滋肾通关桂柏知　溺癃不渴下焦医
大补阴丸除肉桂　地龟猪髓合之宜

组成：肉桂　黄柏　知母

解说：此方主治湿热蕴结，肾阴被耗，气化不利的癃闭。知母苦寒质润，滋润肾阴降火；黄柏苦寒，清热燥湿，并为君药。肉桂温肾通阳，助肾气化，为佐药。湿去热清，气化复常,小便可通。减去肉桂,加熟地黄、龟甲、猪脊髓,即组成大补阴丸。此方纯阴无阳,滋阴降火力量更强,主治骨蒸潮热,盗汗遗精,咳嗽咳血,心烦易怒,足膝疼热或痿软等症。

6. 增液汤(附:黄龙汤)

增液汤中参地冬　鲜乌或入润肠通
黄龙汤用大承气　甘桔参归妙不同

组成:玄参　生地黄　麦冬

解说:此方主治温热伤津,大便秘结。玄参滋阴生津,润燥滑肠,重用为君药。麦冬、生地黄助君药增液润燥,俱为臣药。若便秘重者,可加鲜何首乌,养血润肠通便。黄龙汤是大承气汤(大黄、芒硝、枳实、厚朴)加甘草、人参、当归、桔梗组成。此方攻补兼施,泻热通便,补气益血。主治气血虚弱而内有实热,大便秘结之证。

十五、泻火之剂

1.黄连解毒汤（附:三黄石膏汤、栀子金花丸）

> 黄连解毒汤四味　　黄柏黄芩栀子备
>
> 躁狂大热呕不眠　　吐衄斑黄均可使
>
> 若云三黄石膏汤　　再加麻黄及淡豉
>
> 此为伤寒温毒盛　　三焦表里相兼治
>
> 栀子金花加大黄　　润肠泻热真堪倚

组成:黄连　黄芩　黄柏　栀子

解说:此方主治实热火毒,盛于三焦。以黄连为君药,清泻心火兼泻中焦之火。黄芩泻肺及上焦之火,黄柏泻下焦之火,共为臣药。栀子泻三焦之火,导热从小便出,是为佐药。四药合用,可治因实热火毒盛于三焦而导致的躁狂,发热,呕吐,心烦失眠,吐血衄血,发斑,黄疸,痈疽疔毒等症。若加石膏、麻黄、淡豆豉,则成为三黄石膏汤,除清热解毒外,兼能解表透邪,以治疗伤寒温毒。若是加大黄,成为栀子金花丸,加强了润肠通便泻火之力,适用于兼有大便不通者。

2.附子泻心汤(附:大黄附子汤)

　　　附子泻心用三黄　　寒加热药以维阳
　　　痞乃热邪寒药治　　恶寒加附治相当
　　　大黄附子汤同意　　温药下之妙异常

　　组成:大黄　黄连　黄芩　附子

　　解说:此方主治胃脘痞满而兼表阳虚恶寒。大黄、黄连、黄芩以开水冲泡,取其味薄气轻,泻热而消痞,共为君药。附子另煎兑入,温经扶阳,为佐药。大黄附子汤(大黄、附了、细辛)与附子泻心汤寒热并用的意义相同,温里散寒通便,可治寒积实证,表现为腹痛便秘,胁下偏痛,发热,手足厥逆等。

179

3. 半夏泻心汤

半夏泻心黄连芩　干姜甘草与人参

大枣和之治虚痞　法在降阳而和阴

组成：半夏　黄连　黄芩　干姜　炙甘草　人参　大枣

解说：此方主治寒热错杂之痞证。以辛温的半夏为君药，散结除痞，降逆止呕。干姜温中散寒，黄芩、黄连泻热开痞，共为臣药。四味药寒热互用，辛开苦降，降阳和阴。人参、大枣补脾，为佐药。炙甘草调和诸药为使药。

4. 白虎汤（附：白虎加人参汤）

白虎汤用石膏煨　知母甘草粳米陪

亦有加入人参者　躁烦热渴舌生苔

组成：石膏　知母　炙甘草　粳米

解说：此方主治阳明气分热盛，表现为

壮热、大汗、渴饮、脉洪大。君药生石膏,辛甘大寒,清除阳明气分之热。臣药知母,苦寒质润,滋阴润燥,清热生津。佐药粳米、炙甘草益胃生津,防止大寒伤中。炙甘草兼以调和诸药为使。加入人参,即成"白虎加人参汤",兼有益气生津的功效,适用于阳明气分热盛及暑病的气津两伤证。

5. 竹叶石膏汤

竹叶石膏汤人参　麦冬半夏竹叶灵

甘草生姜兼粳米　暑烦热渴脉虚寻

组成:竹叶　石膏　制半夏　麦冬　人参　甘草　粳米

解说:原方无生姜,主治热病后期,余热未清,气津两伤。竹叶、石膏清余热而除烦,共为君药。人参、麦冬、粳米益气生津,俱为臣药。制半夏、降逆止呕,为佐药。甘草调和诸药,为使药。诸药合用,可治疗热病后期,余热未清,及中暑气津两伤,表现为心烦不眠,发热,口渴,气逆欲呕,脉虚数无力等症。

6. 升阳散火汤

升阳散火葛升柴　羌独防风参芍侪

生炙二草加姜枣　阳经火郁发之佳

组成:葛根　升麻　柴胡　羌活　独活　防风　人参　白芍　生甘草　炙甘草

解说:此方主治阳经火郁。方用柴胡散少阳之火,升麻、葛根发散阳明之火,羌活、防风发散太阳之火,独活发散少阴之火,共为君药。人参、炙甘草、生甘草益气健脾,为臣药。白芍敛阴清热为佐药。煎加生姜、大枣以调和脾胃。诸药合用,发散郁火,可治阳经火郁,而有四肢发热、肌热,如同火燎、扪之烙手等症。

7.凉膈散

凉膈硝黄栀子翘　黄芩甘草薄荷饶

竹叶蜜煎疗膈上　中焦燥实服之消

组成:芒硝　大黄　栀子　连翘　黄芩
甘草　薄荷　竹叶　白蜜

解说:此方主治中上二焦郁热。连翘轻
清透散,用为君药,透散上焦之热。黄芩、薄
荷、竹叶清胸膈郁热,栀子通泻三焦郁热,大
黄、芒硝泻火通便,去中焦热结,俱为臣药。
甘草、白蜜缓和芒硝、大黄峻泻之力,为佐
药。诸药相配,中上焦热盛而表现为烦躁口
渴,面赤唇焦,口舌生疮,胸膈烦热,咽痛吐
衄,便秘溲赤等症者,可以应用。

8.清心莲子饮

清心莲子石莲参　地骨柴胡赤茯苓

芪草麦冬车前子　躁烦消渴及崩淋

组成:石莲子　人参　地骨皮　柴胡　赤茯苓　黄芪　麦冬　甘草　车前子

解说:此方主治气阴不足,湿热下注,心火偏盛,气阴两虚,表现为口舌干燥,烦躁发热,遗精淋浊,血崩带下。人参、黄芪补气助气化为君药。石莲子清心火,麦冬、地骨皮滋阴清虚热,柴胡散肝胆之火,俱为臣药。赤茯苓、车前子利下焦湿热,为佐药。甘草调诸药为使药。

9. 甘露饮(附:桂苓甘露饮)

甘露两地与茵陈　芩枳枇杷石斛伦
甘草二冬平胃热　桂苓犀角可加均

组成:生地黄　熟地黄　茵陈　黄芩　枳壳　枇杷叶　石斛　甘草　天冬　麦冬

解说:此方主治肾阴不足,湿热上蒸,表现为口臭喉疮,齿根宣露,及吐衄齿龈出血。生地黄、熟地黄并用为君药,滋补肾阴。天冬、麦冬、石斛、甘草滋阴清胃热,茵陈、黄芩清热祛湿,共为臣药。枇杷叶、枳壳利气降火,为佐药。河间(刘完素)桂苓甘露饮(滑石、石膏、寒水石、甘草、白术、茯苓、泽泻、猪苓、肉桂)主治中暑兼湿表现为烦渴引饮,头痛,湿热便秘者。以滑石、石膏、寒水石三味石药为君药,大清暑热。用茯苓、猪苓、泽泻、肉桂、白术,为臣药,化气行水以利湿。子和(张从正)桂苓甘露饮(滑石、石膏、寒水石、白术、茯苓、泽泻、人参、葛根、甘草、藿香、木香)亦治暑热,而其症偏虚,故减少三石的用量,加人参补虚,葛根生津,藿香化湿。

10. 清胃散

清胃散用升麻连　当归生地牡丹全
或益石膏平胃热　口疮吐衄及牙宣

组成:升麻　黄连　当归　生地黄　牡

丹皮

解说:此方主治胃火牙痛。黄连苦寒清泻胃火,为君药。牡丹皮凉血散瘀,生地黄凉血滋阴,共为臣药。当归活血,消肿止痛。升麻引各药达阳明经,为使药。若胃中热盛,可再加石膏清热。凡胃火引发的牙痛、牙龈出血或溃烂,或唇舌颊腮肿痛,口气热臭等,都可治疗。

11. 泻黄散

泻黄甘草与防风　石膏栀子藿香充

炒香蜜酒调和服　胃热口疮并见功

组成:甘草　防风　石膏　栀子　藿香

解说:此方主治脾胃伏火证。常表现为口燥唇干,口疮口臭,烦热易饥,及脾热弄舌等。以石膏、栀子清脾胃伏火,共为君药。防风疏散郁火,是为臣药。藿香芳香醒脾,防寒药伤中,为佐药。甘草泻火解毒,调和诸药,为使药。

12. 钱乙泻黄散

钱乙泻黄升防芷　芩夏石斛同甘枳

亦治胃热及口疮　火郁发之斯为美

组成:升麻　防风　白芷　黄芩　半夏
石斛　枳壳　甘草

解说:此方主治脾胃风热郁火,表现为
口唇燥裂,或生口疮。白芷、防风发散胃经
风热,共为君药。黄芩清热,石斛养阴,俱为
臣药。枳壳、半夏理气和胃,同为佐药,升麻
引药上行,甘草调和诸药,共为使药。

13. 泻白散(附:加减泻白散)

泻白桑皮地骨皮　甘草粳米四般宜

参茯知芩皆可入　肺火喘嗽此方施

组成:桑白皮　地骨皮　甘草　粳米

解说:此方主治肺热气壅证,表现为咳

嗽或喘,皮肤蒸热,舌红苔黄,脉细数。方中桑白皮性寒而降,清肺热,降肺气,为君药。地骨皮清肺中伏火,为臣药。粳米、甘草和中益气,防寒药太过,兼佐使药。根据病情,可酌情加人参、茯苓、知母、黄芩。《医学发明》的加减泻白散又加陈皮、青皮、五味子、人参、茯苓,治疗肺热咳嗽,兼喘急呕吐。《卫生宝鉴》的加减泻白散是加知母、陈皮、桔梗、青皮、黄芩,增强了清热与利气作用,主治肺热更重,兼胸膈不利的咳嗽气喘。

14. 泻青丸

泻青丸用龙胆栀　下行泻火大黄资
羌防升上芎归润　火郁肝经用此宜

组成:龙胆草　栀子　大黄　羌活　防风　当归　川芎

解说:此方主治肝火郁结。常表现为烦躁易怒,失眠,目赤肿痛,尿赤便秘,及小儿急惊风,热盛抽搐。用龙胆草泻肝胆实火,为君药。栀子清三焦兼利小便,大黄泻热通便,引热从二便而出,助君药泻火,共为臣药。羌活、防风、川芎活血散风,疏解肝郁,当归养血柔肝,共为佐药。

15. 龙胆泻肝汤

龙胆泻肝栀芩柴　生地车前泽泻偕
木通甘草当归合　肝经湿热力能排

组成:龙胆草　栀子　黄芩　柴胡　生地黄　车前子　泽泻　木通　甘草　当归

解说:此方主治有二,一为肝胆实火上炎证,表现为头痛目赤、胁痛、口苦、耳聋耳肿。二为肝经湿热下注证,表现为阴肿阴痒、筋痿、小便淋浊、带下黄臭等。以龙胆草为君药,既泻肝胆实火,又利肝经湿热。黄芩、栀子泻火燥湿,泽泻、木通、车前子导利湿热,共为臣药。当归、生地黄养血滋阴,防利湿伤正,皆为佐药。柴胡引药入肝,疏畅肝胆之气,甘草调和诸药兼护胃,二药并兼佐使药。

16. 当归龙荟丸

当归龙荟用四黄　　龙胆芦荟木麝香
黑栀青黛姜汤下　　一切肝火尽能攘

组成:当归　黄连　黄柏　黄芩　大黄
龙胆草　芦荟　木香　麝香　栀子　青黛

解说:此方主治肝胆实火证。芦荟、龙胆草、青黛泻肝经实火,共为君药。大黄、黄连、黄柏、黄芩、栀子合用,通泻上中下三焦之火,俱为臣药。木香、麝香利气以利药行,当归养血补肝,以姜汤送服,可制诸苦寒药,共为佐药。诸药合用,大泻肝胆实火,可治疗肝胆实火而引发的头痛面赤,目赤目肿,胸胁胀痛,便秘尿赤,躁扰不安,甚或抽搐等症。

17. 左金丸(附:戊己丸、连附六一汤)

左金茱连六一丸　肝经火郁吐吞酸
再加芍药名戊己　热泻热痢服之安
连附六一治胃痛　寒因热用理一般

组成:黄连　吴茱萸

解说:此方主治肝火犯胃证。表现为嘈杂吞酸,呕吐嗳气等。方中重用黄连为君,与佐药吴茱萸的比例为六比一,以清泻肝火,肝火得清,自不犯胃。吴茱萸辛热,反佐以制黄连之寒,且可领黄连入肝经,兼为佐使药。二药合用,共收清泻肝火,降逆止呕之效。加入白芍调和肝脾,成为戊己丸,主治肝脾不和诸证,如胃痛吞酸,腹痛泄泻,及热泻、热痢等。连附六一汤是黄连与附子按六比一配伍,加生姜、大枣,水煎服。功用也是清泻肝火。之所以配附子,也是反佐的作用,防止黄连苦寒伤中,并防止吐药,遵守的是寒因热用的道理。

18. 导赤散

导赤生地与木通　草梢竹叶四般攻

口糜淋痛小肠火　引热同归小便中

组成：生地黄　木通　甘草梢　竹叶

解说：此方主治心经热盛，移热于小肠，而有口舌生疮，或糜烂，小便赤涩刺痛等症。方中生地黄清心滋阴凉血，木通清心火利小便，共为君药。竹叶清心除烦，淡渗利水，引热从小便而出，为臣药。甘草梢止痛，并可调和诸药，为使药。

19. 清骨散

清骨散用银柴胡　胡连秦艽鳖甲符

地骨青蒿知母草　骨蒸劳热保无虞

组成：银柴胡　胡黄连　秦艽　鳖甲

地骨皮　青蒿　知母　甘草

解说：所谓骨蒸劳热，是感觉有热感自骨内向外蒸发。此方能滋阴清热，使骨蒸潮热得以清退，故称"清骨散"。方中银柴胡，善退虚热，用为君药。知母滋阴润燥，胡黄连清血分之热，地骨皮清泻肺热，俱为臣药。青蒿、秦艽善透内伏之热，同为佐药。鳖甲滋阴潜阳，并引诸药入阴分，与甘草同为使药。

20.普济消毒饮

普济消毒芩连鼠　玄参甘桔蓝根侣
升柴马勃连翘陈　僵蚕薄荷为末咀
或加人参及大黄　大头天行力能御

组成：黄芩　黄连　牛蒡子(鼠粘子)玄参　甘草　桔梗　板蓝根　升麻　柴胡马勃　陈皮　连翘　薄荷　僵蚕

解说：此方主治大头瘟(大头天行)，病因为感受风热疫毒，壅于上焦，攻冲头面，表现为恶寒发热,头面红肿煊痛,目不能开,咽喉不利,舌燥口渴等。黄连、黄芩重用为君药,以清热泻火,祛上焦热毒。牛蒡子、薄荷、连翘、僵蚕辛凉宣泄,疏散风热;玄参、板蓝根、马勃清热解毒利咽,共为臣药。陈皮理气散结,防寒药伤中,为佐药。升麻、柴胡、桔梗,升阳散火,引诸药上达头面,甘草调和诸药,俱为使药。若体虚加人参,便秘加大黄。

21. 清震汤

清震汤治雷头风　升麻苍术两般充
荷叶一枚升胃气　邪从上散不传中
　组成:升麻　苍术　荷叶

　解说:此方主治雷头风,表现为头面起疙瘩肿痛,或憎寒壮热,或头痛,头中如雷鸣。方用升麻升清气,解毒,为君药。苍术燥湿健脾,发汗解表,为臣药。荷叶升胃中清气,并保护胃气,使邪上行而散,避免内传,为佐药。

22. **桔梗汤**

　　桔梗汤中用防己　　桑皮贝母瓜蒌子
　　甘枳当归薏杏仁　　黄芪百合姜煎此
　　肺痈吐脓或咽干　　便秘大黄可加使

　　组成:桔梗　防己　桑白皮　贝母　瓜蒌子　甘草　枳壳　当归　薏苡仁　杏仁　黄芪　百合

　　解说:此方主治肺痈。方用桔梗排脓祛痰止咳,薏苡仁消痈脓,共为君药。桑白皮、百合、瓜蒌子、贝母、杏仁、枳壳清泻肺火,降气除痰,俱为臣药。黄芪补肺气,当归和血,二药扶正以防清泻太过,防己除风泻湿清热,均为佐药。甘草调和诸药,为使药。若兼便秘,可加大黄泻火通便。

23. 清咽太平丸

清咽太平薄荷芎　柿霜甘桔及防风
犀角蜜丸治膈热　早间咳血频常红

组成：薄荷　川芎　柿霜　甘草　桔梗
防风　犀角

解说：此方主治肺燥火热所致咳血频红。犀角清热凉血止血为君药。薄荷、防风散风热，桔梗、甘草清咽利膈，柿霜甘寒润肺，共为臣药。川芎行气散瘀为佐药。白蜜调和诸药为使药。

24. 消斑青黛饮

消斑青黛栀连犀　知母玄参生地齐
石膏柴胡人参草　便实参去大黄跻
姜枣煎加一匙醋　阳邪里实此方稽

组成：青黛　栀子　黄连　犀角　知母
玄参　生地黄　石膏　柴胡　人参　甘草

生姜　大枣

解说:此方主治热盛发斑。犀角清热凉血安神,生地黄凉血滋阴降火,共为君药。黄连泻心火,石膏清胃火,青黛清肝火,栀子清三焦之火,玄参、知母清热养阴,均为臣药。人参、甘草益气和胃,防寒药伤中,柴胡引邪透达肌表,生姜、大枣调和营卫,俱为佐药。甘草调和诸药,兼为使药,服药时加一匙醋,可引药入肝经血分,也为使药。大便秘结者可去人参加大黄,以通便泻热。阳热里实证可以凭此方治疗。

25.辛夷散

　　辛夷散里藁防风　白芷升麻与木通
　　芎细甘草茶调服　鼻生息肉此方攻

组成:辛夷　藁本　防风　白芷　升麻　木通　川芎　细辛　甘草

解说:此方主治鼻肉壅塞,涕出不止;或

气息不通,不闻香臭。方用辛夷为君药,通透鼻窍。防风、藁本祛风燥湿清热,细辛辛散助辛夷通窍,升麻、白芷、川芎助清阳上行,共为臣药。木通泻火下行,以防诸药升散太过,为佐药。甘草调和诸药,为使药。

26. 苍耳散

苍耳散中用薄荷　辛夷白芷四般和

葱茶调服疏肝肺　清升浊降鼻渊瘥

组成:苍耳子　薄荷叶　辛夷　白芷

解说:此方主治鼻渊,表现为流黄浊鼻涕,鼻塞不通。苍耳子疏风散湿,辛夷散风通窍,共为君药。白芷祛风通窍,薄荷清利头目,俱为臣药。诸药共研细末,以葱茶调服,取葱白升阳,清茶降浊之效。

27. 妙香散

妙香山药与参芪　甘桔二茯远志随

少佐辰砂木香麝　惊悸郁结梦中遗

组成:山药　人参　黄芪　甘草　桔梗
茯苓　茯神　远志　朱砂(辰砂)　木香　麝
香

解说:此方主治心脾劳伤之遗精。方用
人参、黄芪补益心脾,同为君药。远志、茯
苓、茯神养心宁神,朱砂镇心,山药固精,桔
梗升清,俱为臣药。木香舒肝脾,麝香解郁
结,都是佐药。甘草调诸药,并补脾气为使
药。

增辑

1. 紫雪丹

紫雪犀羚朱朴硝　硝磁寒水滑和膏
丁沉木麝升玄草　更用赤金法亦超

组成:犀角　羚羊角　朱砂　朴硝　硝
石　磁石　寒水石　滑石　石膏　丁香

沉香　青木香　麝香　升麻　玄参　甘草　黄金

解说:此方主治温热病,热陷心包。表现为高热烦躁,神昏谵语,痉厥,口渴唇焦,尿赤便闭等,以及小儿热盛惊厥。犀角清心凉血解毒,羚羊角凉肝熄风止痉,麝香芳香开窍醒神,共为君药。石膏、寒水石、滑石清热泻火利水,玄参、升麻清热解毒养阴,俱为臣药。佐以青木香、丁香、沉香行气通窍,朱砂、磁石、黄金重镇安神,朴硝、硝石泻热散结。甘草调和诸药,为使药。诸药合用,心肝并治,清热开窍。

2. 至宝丹

　　至宝朱砂麝息香　　雄黄犀角与牛黄

　　金银二箔兼龙脑　　琥珀还同玳瑁良

　　组成:朱砂　麝香　安息香　雄黄　犀角　牛黄　金箔　银箔　冰片(龙脑)　琥珀

玳瑁

解说:此方主治痰热内闭,蒙蔽心窍。表现为神昏谵语,身热烦躁,痰盛气粗,及小儿惊厥。麝香开窍醒神,牛黄豁痰开窍,犀角清心凉血,共为君药。安息香、冰片芳香开窍,玳瑁镇惊安神,雄黄豁痰解毒,俱为臣药。琥珀通络散瘀,朱砂、金箔、银箔镇心安神,为佐药。

3.万氏牛黄丸(附:安宫牛黄丸)

> 万氏牛黄丸最精　芩连栀子郁砂并
> 或加雄角珠冰麝　退热清心力更宏

组成:牛黄　黄连　黄芩　栀子　郁金　朱砂

解说:此方主治热邪内陷心包。牛黄清热解毒,豁痰开窍定惊,为君药。黄连、黄芩、栀子助牛黄泻火解毒,共为臣药。郁金开窍醒神,朱砂镇心安神,俱为佐药。加雄黄、犀角、珍珠、冰片、麝香组成安宫牛黄丸，清热解毒，豁痰开窍的力量更强。

4. 玉女煎

玉女煎中地膝兼　　石膏知母麦冬全
阴虚胃火牙疼效　　去膝地生温热痊

组成：熟地黄　牛膝　石膏　麦冬　知母

解说：此方治胃热阴伤。石膏清胃热，止烦渴，为君药。熟地黄滋阴生津，知母清胃止渴，麦冬养阴润燥，共为臣药。牛膝导热下行，补肝肾，兼为佐使药。如果是温病虚火上扰者，可去牛膝，以生地黄易熟地黄，增强清虚热的疗效。

5. 清瘟败毒饮

清瘟败毒地连芩　　丹石栀甘竹叶寻
犀角玄翘知芍桔　　瘟邪泻毒亦滋阴

组成:生地黄　黄芩　黄连　牡丹皮　生石膏　栀子　甘草　竹叶　犀角　玄参　连翘　知母　赤芍　桔梗

解说:此方主治温疫热毒。由白虎汤、犀角地黄汤、黄连解毒汤三方加减而成,以白虎汤清热为君,犀角地黄汤清营凉血,黄连解毒汤泻火解毒为臣。玄参清热养阴,竹叶清心除烦,并为佐药。桔梗、连翘引药上行,为使药。煎药应先煮石膏,后下余药,犀角宜磨汁和服。全方清热力强,可治一切火热证。如大热烦躁,渴饮干呕,头痛如劈,昏狂谵语,或发斑吐衄,舌绛唇焦等。

6.化斑汤

化斑汤用石膏元　粳米甘犀知母存
或入银丹大青地　温邪斑毒治神昏

组成:石膏　玄参(元参)　粳米　甘草　知母　犀角

解说:此方主治温邪发斑。方用石膏清热,犀角解毒凉血散瘀,合为君药。知母助石膏清热养阴,玄参助犀角滋阴凉血,共为臣药。甘草、粳米益胃护津,俱为佐药。如果再加金银花、大青叶清泻热毒,生地黄滋阴液,牡丹皮散瘀血,疗效更佳。

7. 神犀丹

神犀丹内用犀苓　元参菖蒲生地群

豉粉银翘蓝紫草　温邪暑疫有奇勋

组成:犀角(水牛角代)　黄芩　玄参(元参)　石菖蒲　生地黄　淡豆豉　天花粉　金汁　金银花　连翘　板蓝根　紫草

解说:此方主治温热毒邪内陷,表现为痉厥昏狂谵语,斑疹色紫等。方用犀角清心凉血解毒,为君药。黄芩、连翘泻火,金银花、板蓝根清热解毒,紫草凉血散瘀,金汁凉血解毒,共为臣药。生地黄、玄参、天花粉养

阴生津,石菖蒲开窍,淡豆豉宣郁,引内陷之
邪热外透,为佐药。

8. 青蒿鳖甲汤

青蒿鳖甲知地丹　阴分伏热此方攀
夜热早凉无汗者　从里达表服之安

组成:青蒿　鳖甲　生地黄　知母　牡
丹皮

解说:此方主治温病后期,阴液已伤,余
邪未尽,而有夜热早凉,热退无汗等症。鳖
甲滋阴清阴分之热,青蒿透邪外出,共为君
药。生地黄滋阴清热凉血,知母滋阴降火,
俱为臣药。牡丹皮泻阴血伏火,是为佐药。

十六、除痰之剂

1. 二陈汤(附:导痰汤、温胆汤、润下丸)

二陈汤用半夏陈　益以茯苓甘草成

利气调中兼去湿　　一切痰饮此为珍
导痰汤内加星枳　　顽痰胶固力能驯
若加竹茹与枳实　　汤名温胆可宁神
润下丸仅陈皮草　　利气祛痰妙绝伦

组成:半夏　陈皮　茯苓　甘草

解说:此方主治湿痰诸病。由于方中两味主要药物半夏与陈皮,以陈久者为佳,故称"二陈汤"。方中半夏健脾燥湿,降逆化痰,和胃止呕,用为君药。陈皮理气燥湿化痰,茯苓健脾渗湿,共为臣药。甘草调和诸药,兼以和中,是为使药。煎药时可加生姜数片制半夏之毒,加乌梅1枚收敛肺气,使祛痰不伤正,也是佐药之意。二陈汤是治疗痰湿的基本方,多首治痰方剂由其变化而成。如导痰汤,是二陈汤加制天南星、枳实而成,增加了行气开郁的功能,主治痰涎壅盛兼气郁。温胆汤是二陈汤加竹茹、枳实组成,兼有清胆和胃的功能,主治胆胃不和,痰热内扰,表现为虚烦不眠,或呕吐呃逆,及惊悸不宁、癫痫等。润下丸仅用陈皮、甘草,利气祛痰,为二陈汤的简化剂,主治痰湿轻证。

2. 涤痰汤

涤痰汤用半夏星　甘草橘红参茯苓
竹茹菖蒲兼枳实　痰迷舌强服之醒

组成:姜制半夏　胆南星　甘草　橘红
人参　茯苓　竹茹　石菖蒲　枳实

解说:此方主治中风痰迷心窍,亦是二陈汤的变方。是在二陈汤基础上,加胆南星增加燥湿化痰之力,再加石菖蒲开窍通心,竹茹清化热痰,枳实破痰利膈,人参补益心脾。而使心窍开,经络通,舌强不语得以缓解。

3. 青州白丸子

青州白丸星夏并　白附川乌俱用生

晒露糊丸姜薄引　风痰瘫痪小儿惊

组成:生天南星　生半夏　生白附子　生川乌

解说:此方主治风痰壅盛,因原用青州范公泉之水制丸,故称"青州白丸子"。方中生半夏、天南星燥湿散寒,兼能祛风逐痰,共为君药。生白附子逐风,生川乌温经,同为臣药。煎时用生姜、薄荷作为药引,和胃止呕利清窍,有佐药之意。全方燥湿散寒,祛风化痰。可治风痰壅盛之呕吐涎沫,半身不遂,口眼不正,手足瘫痪及小儿惊风等。

4. 清气化痰丸

清气化痰星夏橘　杏仁枳实瓜蒌实
苓苓姜汁为糊丸　气顺火消痰自失

组成:胆南星　半夏　橘红　杏仁　枳实　瓜蒌仁　黄芩　茯苓

解说:此方主治痰热壅结。胆南星豁痰

清热,为君药。黄芩清肺热,瓜蒌仁化热痰,枳实利肺气,俱为臣药。茯苓健脾渗湿,杏仁宣利肺气,橘红、半夏燥湿化痰,同为佐药。全方清热化痰,理气止咳,可治疗痰热壅结之咳嗽痰黄,咳之不爽,胸膈痞满。

5. 顺气消食化痰丸

顺气消食化痰丸　青陈星夏菔苏攒
曲麦山楂葛杏附　蒸饼为糊姜汁抟

组成:青皮　陈皮　胆南星　半夏　莱菔子　紫苏子　神曲　麦芽　山楂　葛根杏仁　香附

解说:此方消食化痰,通顺气机,主治酒湿食积生痰,痰多而黏,胸膈胀闷,早晨咳嗽。方用胆南星、陈皮、半夏燥湿化痰,同为君药。葛根、神曲解酒,山楂、麦芽、莱菔子消食,共为臣药。紫苏子、杏仁降气,青皮、香附行气,共为佐药。

6. 礞石滚痰丸

滚痰丸用青礞石　大黄黄芩沉水香

百病多因痰作祟　顽痰怪症力能匡

组成:青礞石　大黄　黄芩　沉香　焰硝

解说:此方主治实热老痰,表现多而怪,或癫狂惊悸,或怔忡昏迷,或咳喘痰稠,或胸脘痞闷,或眩晕耳鸣,或绕项结核,或口眼蠕动,或不寐,或梦寐奇怪之状,或骨节猝痛难以名状,或噎塞烦闷,大便秘结。方中青礞石经焰硝煅过,下气坠痰,攻逐陈积伏匿之老痰,用为君药。大黄攻下实热,使痰火下行;黄芩泻火,清上焦气分之热,共为臣药。沉香行气开郁,降气平喘,为佐药。共成泻火逐痰之峻剂,体虚者及孕妇不可轻投。

7. 金沸草散

金沸草散前胡辛　　半夏荆甘赤茯因

煎加姜枣除痰嗽　　肺感风寒头目瞀

局方不用细辛茯　　加入麻黄赤芍均

组成:旋覆花(即金沸草的花)　前胡　细辛　半夏　荆芥　甘草　赤茯苓　生姜　大枣

解说:此方主治中脘停痰,感受风寒,而有咳嗽痰多,发热恶寒,头目昏痛,鼻塞声重等症。旋覆花消痰降气,为君药。前胡、半夏助君药化痰止咳,荆芥发散风寒,细辛温肺散寒,共为臣药。赤茯苓行水,为佐药。煎加生姜、大枣,亦是佐药。甘草调和诸药为使药。《太平惠民和剂局方》的金沸草散,不用细辛、赤茯苓,加入麻黄、赤芍,加强了发散风寒之力。

8. 半夏天麻白术汤

半夏天麻白术汤　　参芪橘柏及干姜

苓泻麦芽苍术曲　　太阴痰厥头痛良

组成：半夏　白术　天麻　人参　黄芪
橘红　黄柏　干姜　茯苓　泽泻　麦芽
苍术　炒神曲

解说：此方主治痰湿头痛眩晕。方用半
夏、橘红燥湿化痰，天麻平肝熄风除眩，共为
君药。干姜、人参、黄芪、白术、苍术温中补
气，燥湿除痰；茯苓、泽泻利水除湿，俱为臣
药。黄柏泻下焦之火，防温补太过；炒神曲、
麦芽消食助胃，同为佐药。

9. 常山饮

常山饮中知贝取　　乌梅草果槟榔聚

姜枣酒水煎露之　　劫痰截疟功堪诩

组成：常山　知母　贝母　乌梅　草果

槟榔　生姜　大枣

解说:此方主治疟疾兼痰。方用常山祛除疟痰为君药。槟榔、贝母消食化痰,草果温脾燥湿,同为臣药。乌梅、知母滋阴清热,共为佐药。以生姜、大枣为引煎服。

10.截疟七宝饮

截疟七宝常山果　槟榔朴草青陈伙

水酒合煎露一宵　阳经实疟服之妥

组成:常山　草果　槟榔　厚朴　甘草青皮　陈皮

解说:此方主治阳经实疟。常山截疟祛邪为君药。槟榔破除积痰食积,草果温脾燥湿,厚朴、青皮、陈皮理气除满,同为臣药。甘草和胃,调和诸药,兼佐使药。煎时加酒一半,煎成放置一夜,翌日清晨空腹服用。

增辑

1. 三子养亲汤(附：外台茯苓饮)

三子养亲火方　　芥苏莱菔共煎汤

外台别有茯苓饮　　参术陈姜枳实尝

组成：白芥子　紫苏子　莱菔子

解说：此方主治老人中虚喘嗽，痰壅气滞之证，现代方剂学多将其列入温化寒痰剂，故歌括中所言"痰火"存疑。方中白芥子功偏豁痰，紫苏子降气为长，莱菔子消食独胜，三药均能行气。临证观察痰、气、食三者，哪个症状突出，则以治此症状的药为君药，余为臣药。外台茯苓饮由茯苓、人参、白术、陈皮、生姜、枳实组成。功能健脾理气，除痰利水，主治停痰宿水。

2. 指迷茯苓丸

指迷茯苓丸最精　风化芒硝枳半并

臂痛难移脾气阻　停痰伏饮有嘉名

组成:风化芒硝　半夏　茯苓　枳壳

解说:此方主治痰停中脘,流于四肢,两臂疼痛。半夏燥湿化痰为君药。茯苓健脾渗湿,枳壳理气宽中,风化芒硝软坚润下,共为臣药。诸药以姜汁糊丸,意在制半夏之毒,是为佐药。

3. 紫金锭

紫金锭用麝朱雄　慈戟千金五倍同

太乙玉枢名又别　祛痰逐秽及惊风

组成:麝香　朱砂　雄黄　山慈菇　大戟　千金子霜　五倍子

解说:此方主治感受暑季时邪,或脘腹胀闷疼痛,或呕吐泄泻及小儿痰厥等。山慈菇清热消肿,雄黄辟秽解毒,共为君药。千金子霜行水活血,大戟攻水行瘀,麝香芳香开窍,朱砂镇心安神,俱为臣药。五倍子酸敛,以防攻散太过,是为佐药。诸药合用,有辟秽解毒,化痰开窍,消肿止痛之功。醋调外敷,还可治疗疔疮肿毒,虫咬伤,丹毒,痄腮等。

4.小陷胸汤(附:大陷胸汤、大陷胸丸)

小陷胸汤连夏蒌　　宽胸开结涤痰优

邪深大陷胸汤治　　甘遂硝黄一泻柔

大陷胸丸加杏葶　　项强柔痉病能休。

组成:黄连　半夏　瓜蒌

解说:此方主治痰热互结之小结胸证。瓜蒌清热化痰,宽胸散结,为君药。黄连泻热降火,为臣药。半夏祛痰降逆,消痞开结,为佐药。大陷胸汤由大黄、芒硝、甘遂组成。功用泻热逐水,治疗邪热与痰水互结的结胸证。主要表现为心下硬满而痛不可近,短气烦躁,潮热。方中大黄、芒硝泻热破结,共为君药。甘遂逐水为臣药。大陷胸丸由大黄、葶苈子、芒硝、杏仁、甘遂、白蜜组成。功能泻热逐水破结。主治结胸兼柔痉(表现为项背强直,抽搐,汗出)。大黄、芒硝泻热破结,为君药。葶苈子、甘遂泄水,共为臣药。杏仁利肺,白蜜缓和攻下药的峻猛,为佐药。

5. 十枣汤(附:控涎丹、葶苈大枣泻肺汤)

十枣汤中遂戟花　　强人伏饮效堪夸
控涎丹用遂戟芥　　葶苈大枣亦可嘉

组成:大枣　甘遂　大戟　芫花

解说:此方主治悬饮、伏饮或水肿,宜用于强壮者,虚弱者慎用。甘遂善于行经隧的水湿,为君药。大戟善泄脏腑的水湿,芫花善消胸胁伏饮,二药共为臣药。大枣 10 枚益气护胃,缓和诸药毒性,为佐药。控涎丹由甘遂、大戟、白芥子组成。有祛痰逐饮之功,主治痰饮伏在胸膈上下。或忽然颈项、胸背、腰胯隐痛不可忍,筋骨牵引作痛,走移不定,或手足冷痹,或头痛不可忍,或神昏嗜睡,或饮食无味,痰唾稠黏,夜间喉中痰鸣,多流涎唾。方中甘遂、大戟用意与十枣汤相同,加白芥子增加祛痰利气,散结消肿之效。葶苈大枣泻肺汤只用葶苈子和大枣,功专泻痰行水,下气平喘。主治肺痈。

6.千金苇茎汤

千金苇茎生薏仁　瓜瓣桃仁四味邻

吐咳肺痈痰秽浊　凉营清气自生津

组成:苇茎　薏苡仁　瓜瓣　桃仁

解说:此方主治痰热内结的肺痈。苇茎甘寒,善清肺热,为肺痈必用之药,故用以为君药。瓜瓣清热化痰排脓,薏苡仁清热排脓渗湿,二者共为臣药。桃仁活血逐瘀,可助消痈,是为佐药。四药合用清肺生津,治疗肺痈发热咳嗽,吐腥臭痰、脓血、胸中隐隐作痛等症。

7. 苓桂术甘汤(附:雪羹汤)

苓桂术甘痰饮尝　和之温药四般良
雪羹定痛化痰热　海蜇荸荠共合方

组成:茯苓　桂枝　白术　甘草

解说:此方主治中阳不足之痰饮。重用茯苓为君药,健脾渗湿。桂枝温阳化气利水,平冲降逆,为臣药。白术健脾燥湿,为佐药。甘草调和诸药,为使药。四味药均性温,正合"病痰饮者,当以温药和之"之意。雪羹汤由海蜇、荸荠二味药组成,有清热消痰,化结止疼的功效。主治肝经热厥,少腹攻冲作痛。

8. 金水六君煎（附：神术丸）

　　金水六君用二陈　　再加熟地与归身

　　别称神术丸苍术　　大枣芝麻停饮珍

　　组成：半夏　茯苓　陈皮　炙甘草　熟地黄　当归身

　　解说：此方由二陈汤去乌梅加当归身、熟地黄而成。二陈汤燥湿化痰，当归身养阴养血，熟地黄滋养肺肾，主治痰湿内阻，而兼肺肾阴虚之证。神术丸由苍术、芝麻、大枣组成，有燥湿，健脾，滑痰之功，主治脾虚停饮，表现为呕吐酸水，反复发作。

9. 止嗽散

　　止嗽散中用白前　　陈皮桔梗草荆添

　　紫菀百部同蒸用　　感冒咳嗽此方先

　　组成：白前　陈皮　桔梗　甘草　荆芥　紫菀　百部

解说:此方主治感冒咳嗽,咽喉作痒。紫菀、百部合为君药,止咳化痰。桔梗开宣肺气,白前降气化痰,增强君药止咳化痰之力,为臣药。荆芥疏风解表,以祛在表之邪,陈皮理气化痰,均为佐药。甘草调和诸药,为使药。

十七、收涩之剂

1. 金锁固精丸

金锁固精芡莲须　龙骨蒺藜牡蛎需

莲粉糊丸盐酒下　涩精秘气滑遗无

组成:芡实　莲须　龙骨　沙苑子(沙苑蒺藜)　牡蛎

解说:此方主治遗精、滑精及早泄。沙苑子补肾固涩止遗,为君药。芡实、莲须助君药固肾涩精,益心宁心,俱为臣药。龙骨、牡蛎煅用,增加收涩止遗之力,为佐药。诸药合用,以莲子粉糊丸,空腹淡盐汤送服为佳。

2. 茯菟丹

茯菟丹疗精滑脱　菟苓五味石莲末

酒煮山药为糊丸　亦治强中及消渴

组成:菟丝子　茯苓　五味子　莲子(石莲子)　山药

解说:此方主治遗精、强中、白浊及消渴。菟丝子强阴益阳,补肾益精,为君药。五味子涩精固肾,莲子养心益肾补脾,山药健脾涩精,共为臣药。茯苓淡渗利湿,防涩补太过,为佐药。诸药制丸,治遗精用淡盐汤送服,治白浊用茯苓汤送服,治赤浊用灯心汤送服,消渴及强中证用米汤送服。

3. 治浊固本丸

治浊固本莲蕊须　砂仁连柏二苓俱

益智半夏同甘草　清热利湿固兼驱

　　组成:莲须　砂仁　黄柏　黄连　猪苓
茯苓　益智仁　半夏　炙甘草

　　解说:此方主治湿热下渗膀胱所致的尿
浊。黄连、黄柏清热利湿,合为君药。茯苓、
猪苓淡渗利湿,砂仁、半夏燥湿,共为臣药。
益智仁、莲须收涩止浊,俱为佐药。炙甘草
调和诸药,是为使药。

4. 诃子散(附:河间诃子散)

　　诃子散用治寒泻　炮姜粟壳橘红也
　　河间木香诃草连　仍用术芍煎汤下
　　二者药异治略同　亦主脱肛便血者

　　组成:煨诃子　炮姜　罂粟壳　橘红

　　解说:此方主治虚寒泄泻脱肛。煨诃子
酸涩止泻收脱,罂粟壳性温涩肠,共为君药。
炮姜温中散寒为臣药,橘红调气为佐药。河
间诃子散由诃子、木香、黄连组成,以白术、

芍药煎汤送服。两方涩肠止泻之功相近,而寒热性质不同,前方用于寒证,此方用于热证。

5. 桑螵蛸散

桑螵蛸散治便数　参苓龙骨同龟壳
菖蒲远志及当归　补肾宁心健忘觉

组成:桑螵蛸　人参　茯苓　龙骨　龟甲　远志　石菖蒲　当归

解说:此方主治心肾两虚之小便频数,或尿如米泔水色,或遗尿遗精,健忘。方中以桑螵蛸为君药,补肾固精止遗。龙骨收敛固涩,镇心安神;龟甲滋养肾阴,补心安神,同为臣药。人参、当归、茯苓补益气血,石菖蒲、远志安神定志,共为佐药。

6. 真人养脏汤

真人养脏诃粟壳　肉蔻当归桂木香

术芍参甘为涩剂　脱肛久痢早煎尝

组成:诃子　罂粟壳　肉豆蔻　当归
肉桂　木香　白术　白芍　人参　炙甘草

解说:此方主治脾肾虚寒之久泻、久痢、脱肛。罂粟壳涩肠止泻,肉桂温肾暖脾,共为君药。肉豆蔻温中涩肠,诃子苦酸温涩,人参、白术补气健脾,俱为臣药。当归、白芍养血和血,木香调气醒脾,使全方涩补而不滞,同为佐药。炙甘草益气和中,调和诸药,为使药。

7. 当归六黄汤

当归六黄治汗出　芪柏芩连生熟地
泻火固表复滋阴　加麻黄根功更异
或云此药太苦寒　胃弱气虚在所忌

组成:当归　生地黄　熟地黄　黄柏
黄芩　黄连　黄芪

解说:此方主治阴虚自汗、盗汗。当归、

生地黄、熟地黄养血滋阴清火,共为君药。黄连、黄芩、黄柏清热泻火除烦,俱为臣药。黄芪益气固表止汗,为佐药。如加麻黄根,则止汗效果更好。全方性偏寒凉,胃寒气虚的患者应当慎用。

8. 柏子仁丸

　　柏子仁丸人参术　　麦麸牡蛎麻黄根

　　再加半夏五味子　　阴虚盗汗枣丸吞

　　组成:柏子仁　人参　白术　麦麸　牡蛎　麻黄根　半夏　五味子

　　解说:此方主治阴虚盗汗。方中柏子仁养心清热安神,牡蛎固涩止汗,合而为君药。麦麸清热收敛,五味子酸敛涩收,助牡蛎收敛,共为臣药。半夏和胃燥湿,人参、白术补气,并为佐药。麻黄根专走肌表,引药达表,为使药。

9.牡蛎散(附:扑法方)

阳虚自汗牡蛎散　黄芪浮麦麻黄根

扑法芎藁牡蛎粉　或将龙骨牡蛎扪

组成:黄芪　麻黄根　牡蛎　浮小麦

解说:方中牡蛎煅用,收敛止汗,益阴潜阳,安神镇心,为君药。黄芪补益肺气,益气固表;麻黄根专于收敛止汗,共为臣药。加浮小麦共煎,增加养心止汗之效,是为佐药。对于汗症也可以用扑法止汗,将牡蛎、川芎、藁本、糯米粉共研细粉,盛绢袋中,扑于汗出处。

增辑

1.桃花汤

桃花汤用石脂宜　粳米干姜共用之

为涩虚寒少阴利　热邪滞下切难施

组成:赤石脂　干姜　粳米

解说:此方主治脾肾阳虚之久利。赤石脂涩肠固脱,为君药。干姜温中散寒,为臣药。粳米养胃和中,为佐药。此方为针对虚寒性下利而设,若是内有热邪,则不宜使用此方。

2. 威喜丸

威喜丸治血海寒　梦遗带浊服之安
茯苓煮晒和黄蜡　每日空心嚼一丸

组成:黄蜡　茯苓　猪苓

解说:此方主治阳虚所致的带下、白浊等。茯苓、猪苓补脾宁心,行水渗湿,合为君药。黄蜡收涩补髓,为臣药。

3. 济生乌梅丸

济生乌梅与僵蚕　共末为丸好醋参
便血淋漓颇难治　醋吞惟有此方堪

组成:乌梅肉　僵蚕

解说:此方主治肠风便血。方中乌梅味酸,涩肠止血为君药。僵蚕消风散结,为臣药。以醋送服,佐助乌梅涩肠止血,充为佐药。

4.封髓丹

失精梦遗封髓丹　砂仁黄柏草和丸
大封大固春常在　巧夺先天服自安

组成:砂仁　黄柏　炙甘草

解说:此方主治多梦遗精。黄柏清火潜阳,为君药。砂仁温健脾运,引精归藏于肾,为臣药。炙甘草调和黄柏、砂仁寒温,为使药。

十八、杀虫之剂

1. 乌梅丸

乌梅丸用细辛桂　人参附子椒姜继

黄连黄柏及当归　温藏安蛔寒厥剂

组成：乌梅　细辛　桂枝　人参　附子　川椒（蜀椒）　干姜　黄连　黄柏　当归

解说：此方主治蛔厥症。方中重用乌梅为君药，安蛔止痛。川椒、细辛辛温，辛可伏蛔，温可祛寒；黄连、黄柏性味苦寒，苦能下蛔；附子、桂枝、干姜皆为辛热之品，辛可制蛔，共为臣药。当归、人参补养气血，均为佐药。炼蜜为丸，甘缓和中，为使药。

2. 化虫丸

化虫鹤虱及使君　槟榔芜荑苦楝群

白矾胡粉糊丸服　肠胃诸虫永绝氛

组成:鹤虱　使君子　槟榔　芜荑　苦楝根皮　胡粉(即铅粉)　白矾

解说:此方主治虫积证。鹤虱驱诸虫,为君药。苦楝根皮杀蛔虫、蛲虫,槟榔杀绦虫、姜片虫,为臣药。白矾燥湿杀虫,芜荑杀虫消疳,铅粉杀虫消积,使君子杀虫兼通大便,使虫由大便排出,共为佐药。

增辑

集效丸(附:雄槟丸)

　　集效姜附与槟黄　芜荑诃鹤木香当
　　雄槟丸内白矾入　虫啮攻疼均可尝

组成:干姜　附子　槟榔　大黄　芜荑　诃子　鹤虱　木香

解说:此方治疗虫积夹寒。诃子酸以伏虫,干姜、附子温以安虫,俱为君药。槟榔、芜荑、鹤虱苦以杀虫,共为臣药。木香调气,大黄泻下,使虫下行,合为佐药。雄槟丸由雄黄、槟榔、白矾组成,杀虫力比前方力稍逊。

十九、痈疡之剂

1. 真人活命饮

　　　　真人活命金银花　　防芷归陈草节加
　　　　贝母天花兼乳没　　穿山角刺酒煎嘉
　　　　一切痈疽能溃散　　溃后忌服用毋差
　　　　大黄便实可加使　　铁器酸物勿沾牙
　　组成:金银花　防风　白芷　当归尾陈皮　甘草节　贝母　天花粉　乳香　没药　皂角刺　穿山甲　赤芍(原方中有赤芍,歌诀未编入)

　　解说:此方主治疮疡肿毒初起,红肿热痛。金银花清热解毒透邪,为君药。穿山甲、皂角刺溃坚排脓,当归尾、赤芍、乳香、没药活血散瘀,消肿止痛,共为臣药。贝母、天花粉清热化痰,消肿散结;防风、白芷疏风散邪,陈皮防诸寒药伤中,共为佐药。甘草节清热解毒,调和诸药,为使药。如果大便燥结,可加大黄。此方主治痈疡初起,若已溃脓者切忌使用。可加一半酒煎煮,以行药势。不可用铁器及接触酸味物品,也不宜服食酸物。

2.金银花酒(附:蜡矾丸)

　　金银花酒加甘草　　奇疡恶毒皆能保
　　护膜须用蜡矾丸　　二方均是疡科宝

　　组成:鲜金银花　生甘草

　　解说:此方主治热毒痈疽恶疮初起。重用金银花为君,清热解毒,生甘草解毒护中,为佐药。以酒水煎药,利于速达病所,为使药。蜡矾丸由黄蜡、白矾组成。固膜护心,使毒不攻心。主治金石发疽,痈疽疮疡,肺痈乳痈,痔漏肿痛及毒虫蛇犬咬伤等。

3. 托里十补散

托里十补参芪芎　归桂白芷及防风

甘桔厚朴酒调服　痈疡脉弱赖之充

组成：人参　黄芪　川芎　当归　肉桂　白芷　防风　甘草　桔梗　厚朴

解说：此方主治虚人痈疡。人参、黄芪补气，当归、川芎养血和血，合而为君。桔梗排脓，肉桂温通，白芷、防风散风，共为臣药。厚朴散满，为佐药。甘草解毒，调和诸药，为使药。诸药研为细末，热酒调服，以行药势。

4. 托里温中汤

托里温中姜附羌　茴木丁沉共四香

陈皮益智兼甘草　寒疡内陷呕泻良

组成：炮姜　附子　羌活　小茴香　木香　丁香　沉香　陈皮　益智仁　甘草

解说：此方主治寒性疮疡内陷，兼中寒

痞满。附子、炮姜温中祛寒托毒,合用为君药。木香、陈皮、小茴香理气散痞消满,益智仁、沉香、丁香温胃散寒以平呕逆,共为臣药。羌活温通,为佐药。甘草温补脾胃,调和诸药,为使药。

5.托里定痛汤

托里定痛四物兼　乳香没药桂心添
再加蜜炒罂粟壳　溃疡虚痛去如拈

组成:熟地黄　当归　白芍　川芎　乳香　没药　肉桂　罂粟壳

解说:此方主治痈疽溃后不敛,血虚疼痛。方用四物汤补血调血,托里充肌为君。乳香、没药止痛消肿,罂粟壳收敛止痛,共为臣药。肉桂温通血脉,为佐药。

6.散肿溃坚汤

散肿溃坚知柏连　花粉黄芩龙胆宣

升柴翘葛兼甘桔　归芍棱莪昆布全

组成:知母　黄柏　黄连　天花粉　黄芩　龙胆草　升麻　柴胡　连翘　葛根　炙甘草　桔梗　当归尾　芍药　三棱　莪术　昆布

解说:此方主治肝胆三焦相火与痰湿风热结聚所致的马刀疮。黄芩、黄连、连翘、黄柏、龙胆草、知母泻肝胆三焦相火,天花粉、柴胡清热散结,俱为君药。当归尾、芍药、三棱、莪术活血散瘀,昆布化痰软坚,共为臣药。升麻、葛根解毒升阳,均为佐药,炙甘草调和诸药,桔梗载药上行,同为使药。

增辑

1. 醒消丸

醒消乳没麝雄黄　专为大痈红肿尝

每服三钱陈酒化　醉眠取汗是良方

组成:乳香　没药　雄黄　麝香

解说:此方主治痈肿初起,痰湿阻滞。宜用陈酒送服,以微醉为止,睡卧盖被取汗,酒醒痈消,故名为"醒消丸"。方中雄黄豁痰解毒祛瘀,为君药。乳香、没药行气消瘀止痛,同为臣药。麝香通透经络,为佐药。酒辛热行散,可作使药,以酒送服,取效更快。

2. 小金丹

小金专主治阴疽　鳖麝乌龙灵乳储
墨炭胶香归没药　阴疮流注乳癌除

组成:木鳖子　麝香　草乌　地龙　五灵脂　乳香　墨炭　白胶香　当归　没药

解说:此方主治寒湿痰瘀阻滞凝结致的阴证疮疡或阴疽、乳癌等。草乌温经散寒,通经活络,开顽痰,为君药。木鳖子攻毒散结消肿,地龙活血化瘀通经,五灵脂、乳香、没药、当归活血祛瘀,消肿定痛,共为臣药。

麝香走窜,开通经络,消肿止痛;白胶香凉血解毒,消痈疽;墨炭消肿化瘀,共为佐药。以酒送服,助诸药速达病所,有使药之意。

3. 梅花点舌丹

梅花点舌用三香　冰片硼珠朱二黄

没药熊葶蟾血竭　一丸酒化此方良

组成:沉香　乳香　麝香　冰片　硼砂　珍珠　朱砂　牛黄　雄黄　没药　熊胆　葶苈子　蟾酥　血竭

解说:冰片的上品名"梅花冰片"。服此药时将丸药放在舌尖之上,以麻为度,俗称"点舌",为了强调主药及服用方法,而称"梅花点舌丹"。此方主治属阳证的痈疽疔毒。方中冰片、蟾酥解毒消肿,止痛,为君药。朱砂、硼砂、雄黄清热解毒消肿,麝香、乳香、没药、血竭行瘀活血止痛,同为臣药。沉香行气化结,葶苈子利水泻热,牛黄、熊胆、珍珠清心肝热,凉血解毒,俱为佐药。内服以陈酒送服,外敷宜用好醋化开。

4. 保安万灵丹

　　万灵归术与三乌　　辛草荆防芎活俱

　　天斛雄麻全蝎共　　阴疽鹤膝湿痹须

　　组成:当归　苍术　川乌　草乌　生何首乌　细辛　甘草　荆芥　防风　川芎　羌活　天麻　石斛　雄黄　麻黄　全蝎

　　解说:此方主治阴寒痰湿凝结之鹤膝风、破伤风、附骨疽等。重用苍术为君药,健脾燥湿,祛除风湿。川乌、草乌、麻黄、羌活、细辛、荆芥、防风散风寒,天麻、全蝎熄风镇痉,生何首乌解毒疗疮,雄黄燥湿解毒,俱为臣药。当归、川芎养血活血,石斛清热养阴,防诸药过燥,同为佐约。甘草调和诸药,为使药。

5. 蟾酥丸

蟾酥丸用麝蜗牛　乳没朱雄轻粉侍

铜绿二矾寒水石　疗疮发背乳痈瘳

组成：蟾酥　麝香　蜗牛　乳香　没药

朱砂　雄黄　轻粉　铜绿　胆矾　枯矾

寒水石

解说：此方主治各种恶疮，如疗疮、发背、脑疽、乳痈等。蟾酥解毒消肿，止痛辟秽，内服治疗毒发背，外用则止痛祛腐肉，用为君药。蜗牛清热解毒，内外皆可应用；铜绿解毒祛腐，枯矾、胆矾、雄黄祛痰解毒，乳香、没药活血消肿，轻粉祛痰通经，麝香解毒通经，朱砂解毒清热，均为臣药。寒水石清热解毒，并解诸药之毒，为佐药。用时先将葱白 16.67 厘米（5 寸）嚼烂，把药包裹，以热酒一盅送下，盖被取汗。或者外敷患处。

6.一粒珠

一粒珠中犀甲冰　珍朱雄麝合之能

痈疽发背无名毒　酒化一丸力自胜

组成:犀牛黄　穿山甲　冰片　珍珠

朱砂　雄黄　麝香　蟾酥(原方有蟾酥,歌诀

未编入)

解说:此方主治痈疽发背及其他无名毒

痈疮疖。穿山甲重用为君药,消肿排脓,散瘀

通络。雄黄、蟾酥、犀牛黄、麝香、冰片清热解

毒消肿,珍珠、朱砂安神定惊,共为臣药。共

研为细粉,人乳拌糊丸,取人乳补虚润燥之

效;陈酒送服,取升散之效,二者共为佐药。

7.六神丸

六神丸治烂喉痧　每服卜九效可夸

珠粉腰黄冰片麝　牛黄还与蟾酥加

组成:珍珠粉　牛黄　麝香　腰黄(雄黄

的上品） 冰片 蟾酥

解说:此方主治胃热壅盛之咽喉疾患及痈疽疮疖,无名肿毒。牛黄清热解毒豁痰,为君药。麝香消肿止痛,珍珠粉清热益阴,雄黄解毒,蟾酥拔毒,冰片清热止痛,共为臣药。内服宜含化,外用可以水或醋化开,涂患处。

8. 阳和汤

阳和汤法解寒凝　　外症虚寒色属阴
熟地鹿胶姜炭桂　　麻黄白芥草相承

组成:熟地黄　鹿角胶　炮姜炭　肉桂
麻黄　白芥子　甘草

解说:此方主治阴疽,如贴骨疽、脱疽、流注、痰核、鹤膝风等。方中重用熟地黄温补营血,填精补髓;鹿角胶温肾阳,益精血,二药合用为君药。肉桂、炮姜炭药性辛热,温阳散寒,温通血脉;白芥子温化寒痰,通络散结,共为臣药。少量麻黄,发越阳气,散寒凝,为佐药。甘草调和诸药,为使药。

二十、经产之剂

1. 妊娠六合汤（附：温六合汤、连附六合汤、热六合汤、寒六合汤、气六合汤、风六合汤）

海藏妊娠六合汤　　四物为君妙义长
伤寒表虚地骨桂　　表实细辛兼麻黄
少阳柴胡黄芩入　　阳明石膏知母藏
小便不利加苓泻　　不眠黄芩栀子良
风湿防风与苍术　　温毒发斑升翘长
胎动血漏名胶艾　　虚痞朴实颇相当
脉沉寒厥亦桂附　　便秘蓄血桃仁黄
安胎养血先为主　　余因各症细参详
后人法此治经水　　过多过少别温凉
温六合汤加苓术　　色黑后期连附商
热六合汤栀连益　　寒六合汤加附姜

气六合汤加陈朴　　风六合汤加芄羌

此皆经产通用剂　　说与时师好审量

组成:熟地黄　白芍　当归　川芎

解说:本组方主治妊娠期间的各种病症,均以四物汤为主,根据六经辨证分别加入两味适当的药,故称"六合"。总的原则是先以四物汤安胎养血为君药,然后再根据各种病症对应加味,作为臣药或佐药治疗兼症。表虚六合汤:加桂枝、地骨皮,主治妊娠期间表虚自汗证。表实六合汤:加麻黄、细辛,主治妊娠期间寒邪束表,表实无汗证。柴胡六合汤:加柴胡、黄芩,主治妊娠期间寒热往来的少阳证。石膏六合汤:加石膏、知母,主治妊娠期间的阳明热证。茯苓六合汤:加茯苓、泽泻,主治妊娠期间小便不利或者水肿。栀子六合汤:加栀子、黄芩,主治妊娠期间心烦失眠。风湿六合汤:加防风、制苍术,主治妊娠期间风湿身痛。升麻六合汤：加升麻、连翘，主治妊娠期间温毒发斑。胶艾六合汤：加阿胶、艾叶，主治妊娠期间胎动不安，出血。朴实六合汤：加厚朴、炒枳实，主治妊娠期间痞满腹胀。附子六合汤：加炮附子、肉桂。主治妊娠期间身寒肢冷。大黄六合汤：加大黄、桃仁，主治妊娠期间便秘蓄血。后人依照此法以四物汤加味，衍生出一系列加减方，治疗月经不调。如温六合汤是四物汤加黄芩、白术，兼健脾统血，主治气虚血热，月经过多。连附六合汤是四物汤加黄连、香附，兼清热行气，主治气滞血热，月经后期，色黑不畅。热六合汤是四物汤加黄连、栀子，兼清热凉血，主治血虚有热，血热妄行，发热心烦，失眠。寒六合汤是四物汤加附子、干姜，兼温阳散寒，主治虚寒，身凉。气六合汤是四物汤加厚朴、陈皮，兼理气开郁，主治气郁经阻，月经不畅，腹胁胀痛。风六合汤是四物汤加秦艽、羌活，兼祛风止痉,主治产后血脉空虚,感受风邪而发痉厥。

2.胶艾汤(附:胶艾汤、妇宝丹)

胶艾汤中四物先　阿胶艾叶甘草全

妇人良方单胶艾　胎动血漏腹痛全

胶艾四物加香附　方名妇宝调经专

组成:川芎　甘草　阿胶　艾叶　当归
白芍　生地黄

解说:此方补血止血,调经安胎。主治
冲任虚寒,血失统摄的妇科诸病。阿胶补血
止血,艾叶温经止血,合而调经安胎,共为君
药。四物汤补血调血,止血防瘀,为臣药。
甘草调和诸药,加酒煎行瘀,共为使药。《妇
人大全良方》中的胶艾汤只用阿胶、艾叶,功
能同上,养血功能不及上方。妇宝丹是胶艾
四物汤加香附组成,增加了行气调经功能。

3. 当归散

当归散益妇人妊　　术芍芎归及子芩
安胎养血宜常服　　产后胎前功效深

组成:白术　芍药　川芎　当归　黄芩

解说:此方主治血虚有热,胎动不安,或易流产者。当归补血滋阴,黄芩清热安胎,共为君药。芍药、川芎养血活血,合为臣药,白术健脾利湿为佐药。

4. 黑神散

黑神散中熟地黄　　归芍甘草桂炮姜
蒲黄黑豆童便酒　　消瘀下胎痛逆忘

组成:熟地黄　当归尾　炙甘草　赤芍
肉桂　炮姜　蒲黄　黑豆

解说:此方消瘀下胎,主治产后恶露不尽,血瘀不行,及胞衣不下。蒲黄祛瘀生新为君药。赤芍活血,肉桂、炮姜温通血脉,黑豆补肾解毒,共为臣药。熟地黄、当归尾养血和血,同为佐药。炙甘草调和诸药,童便散瘀而引血下行,为使药。以温酒调服,以行药势。

5. 清魂散

清魂散用泽兰叶　人参甘草川芎协

荆芥理血兼祛风　产中昏晕神魂帖

组成:泽兰　人参　甘草　川芎　荆芥

解说:此方主治产后气血虚弱而致的血晕。人参大补元气为君药。川芎、泽兰活血养血,为臣药。荆芥疏散风邪为佐药。甘草调和诸药,为使药。合为散剂,以温酒热汤各半送服。气血受益,外邪解散,自然神宁魂清,所以名曰"清魂散"。

6. 羚羊角散

羚羊角散杏薏仁　防独芎归又茯神

酸枣木香和甘草 子痫风中可回春

组成:羚羊角 杏仁 薏苡仁 防风 独活 川芎 当归 茯神 炒酸枣仁 木香 甘草

解说:此方主治妊娠期间肝旺生风。方用羚羊角平肝熄风镇痉,为君药。炒酸枣仁、茯神宁心安神,当归、川芎活血安胎,独活、防风散风邪,同为臣药。杏仁、木香清肺和胃,薏苡仁、甘草调脾胃而舒筋挛,均为佐药。

7. 当归生姜羊肉汤(附:当归羊肉汤、千金羊肉汤)

当归生姜羊肉汤 产后腹痛蓐劳匡

亦有加入参芪者 千金四物甘桂姜

组成:当归 生姜 羊肉

解说:此方主治产后血虚有寒或气血两虚之腹痛及褥劳。方中当归养血补虚为君。

生姜温中散寒,羊肉温养补血,共为臣药。《济生方》的当归羊肉汤加黄芪、人参,兼补气。《备急千金要方》的羊肉汤加干地黄、芍药、川芎、肉桂,补血散寒力较强。

8. 达生散(附:紫苏饮)

> 达生紫苏大腹皮　参术甘陈归芍随
> 再加葱叶黄杨脑　孕妇临盆先服之
> 若将川芎易白术　紫苏饮子子悬宜

组成:紫苏　大腹皮　人参　白术　炙甘草　陈皮　当归　芍药

解说:此方补气养血助产。方用人参补气,当归养血,合为君药。白术、芍药助君药补气补血,共为臣药。紫苏、大腹皮、陈皮理气通滞,专治难产,俱为佐药。炙甘草调和诸药,为使药。若是将其中的白术换为川芎,则为紫苏饮,顺气和血,安胎止痛,主治子悬,表现为妊娠胸胁胀满,甚或喘急,烦躁不安。煎时加青葱叶 5 片、黄杨树叶梢(黄杨脑)7 个,共为药引。

9.参术饮

妊娠转胞参术饮　芎芍当归熟地黄
炙草陈皮兼半夏　气升胎举自如常

组成:人参　白术　川芎　白芍　当归
熟地黄　炙甘草　陈皮　半夏

解说:此方主治孕妇气血虚弱所致的妊娠转胞,表现为脐下急痛,小便频数或不通。方中人参大补元气,熟地黄养血生血,合为君药。白术健脾益气,当归、白芍补血养血,共为臣药。川芎活血行气,陈皮、半夏理气,使补而不滞。炙甘草益气和中,调和诸药,为使药。诸药合用,使正气充盛而升举,胎位正常,小便自然通利。

10. 牡丹皮散

　　牡丹皮散延胡索　归尾桂心赤芍药

　　牛膝棱莪酒水煎　气行瘀散血瘕削

　　组成:牡丹皮　延胡索　当归尾　肉桂心　赤芍　牛膝　莪术　三棱

　　解说:此方主治瘀血凝聚,形成血瘕。三棱、莪术活血消瘕,为君药。牡丹皮、赤芍活血散瘀,当归尾养血活血、肉桂心温通血脉,合为臣药。延胡索消瘀止痛,为佐药。牛膝活血并引血下行,是为使药。诸药合用,可使气机通利,瘀血消散而血瘕消除。

11. 固经丸

　　固经丸用龟甲君　黄柏椿皮香附群

　　黄芩芍药酒丸服　漏下崩中色黑殷

　　组成:龟甲　黄柏　椿皮(樗皮)　香附　黄芩　白芍

解说：此方主治阴虚内热，迫血妄行而成漏下崩中。龟甲、黄柏、白芍滋阴潜阳降火，共为君药。黄芩、椿皮助黄芩清热止血固经，为臣药。香附舒肝解郁而调血，为佐药。

12. 柏子仁丸

柏子仁丸熟地黄　牛膝续断泽兰芳

卷柏加之通血脉　经枯血少肾肝匡

组成：柏子仁　熟地黄　牛膝　续断　泽兰　卷柏

解说：此方养心安神，补血通经，主治阴血不充之经少或闭经。方用柏子仁滋阴养心安神，为君药。熟地黄、续断养阴血，补肝肾，益冲任，为臣药。卷柏、泽兰、牛膝活血通经，合为佐药。

增辑

1. 交加散

交加散用姜地捣　二汁交拌各自妙

姜不辛散地不寒　产后伏热此为宝

组成:生姜　生地黄

解说:生地黄滋阴清热凉血,生姜温散祛寒。二药捣取汁,再将生姜汁拌生地黄渣,生地黄汁拌生姜渣,焙干研末,温酒调下。如此则二药互为佐制,生地黄滋阴清热而不寒,生姜温中祛寒而不辛不燥,有滋阴清热,温中祛寒,调和气血之效。可治妇人气血不和,腹痛结瘕,及产后血虚,伏热不解。

2. 天仙藤散

天仙藤散治子气　香附陈甘乌药继

再入木瓜苏叶姜　足浮喘闷此方贵

　　组成:天仙藤　香附　陈皮　炙甘草
乌药　木瓜　紫苏叶　生姜

　　解说:此方主治子气,表现为胸闷食少,
脚腿水肿等。方中天仙藤活血通络,化湿消
肿,为君药。陈皮、紫苏叶、生姜散湿开胃,
木瓜除湿,合为臣药。香附、乌药行气,共为
佐药。炙甘草调和诸药,为使药。

3.白术散

白术散中用四皮　　姜陈苓腹五般奇

妊娠水肿肢浮胀　　子肿病名此可医

　　组成:白术　生姜皮　陈皮　茯苓皮
大腹皮

　　解说:此方健脾利水,主治妊娠水肿(子
肿)。方用白术健脾制水以治本为君。生姜
皮、大腹皮、茯苓皮下气行水,共为臣药。陈
皮行气,为佐药。

4. 竹叶汤

竹叶汤能治子烦　　人参苓麦茯苓存

有痰竹沥宜加入　　胆怯闷烦自断根

组成:淡竹叶　人参　黄芩　麦冬　茯苓

解说:此方主治妊娠心烦(子烦)。方中淡竹叶,清心除烦利水为君。茯苓宁心安神,黄芩泻火安胎,麦冬滋阴清心,共为臣药。人参补气为佐药。若是兼痰热扰心,可加竹沥化痰清热。

5. 紫菀汤

紫菀汤方治子嗽　　天冬甘桔杏桑会

更加蜂蜜竹茹煎　　孕妇咳逆此为最

组成:紫菀　天冬　炙甘草　桔梗　杏仁　桑白皮

解说:此方主治肺失濡润之妊娠咳嗽

（子嗽）。方中紫菀润肺止咳，为君药。桑白皮清泻肺火，天冬滋阴润燥，竹茹清热消痰，共为臣药。桔梗祛痰利咽，杏仁降气除痰，同为佐药。炙甘草调和诸药为使药，煎时加蜂蜜、竹茹，增强润肺利气之力。

6. 失笑散（附：独圣散）

失笑蒲黄及五灵　晕平痛止积无停
山楂二两便糖入　独圣功同更守经

组成：蒲黄　五灵脂

解说：本方主治瘀血停滞，其活血祛瘀，散结止痛之效甚佳，患者每于不觉中，诸证悉除，不禁欣然而笑，故名"失笑"。方中五灵脂入肝经，通利血脉，散瘀止痛；蒲黄行血消瘀，二者相须为用，同为君药。以米醋或用黄酒冲服，取其行药力、化瘀血之力，以加强五灵脂、蒲黄活血止痛之功，且制五灵脂腥臊，为佐药。诸药合用，可治瘀血心腹疼痛，或产后恶露不行,或月经不调,或产后血晕等。独圣散只用山楂一味,水煎,加童便、红糖服。可去胞中瘀血,主治产后心腹绞痛。

7. 如圣散(附:升阳举经汤)

如圣乌梅棕炭姜　三般皆煅漏崩良
升阳举经姜栀芍　加入补中益气尝

组成:乌梅　棕榈　干姜

解说:此方主治冲任虚寒,崩漏不止。方中棕榈性涩,专能止血,合乌梅性酸收敛止血,共为君药。干姜温而不走,为臣药。三药均煅烧成炭,止血之力更强。升阳举经汤是补中益气汤加白芍、栀子、生姜、大枣组成。升阳补气,兼能清火止血。主治气虚不能摄血所致的崩漏,并见身热、自汗、短气、倦怠、懒食等。

8. 生化汤（附：猪蹄汤）

生化汤宜产后尝　归芎桃草炮姜良
倘因乳少猪蹄用　通草同煎亦妙方

组成：当归　川芎　桃仁　炙甘草　炮姜

解说：此方主治由产后血虚寒凝，瘀血内阻所致的恶露不行，小腹冷痛。全方配伍精当，寓生新于化瘀之内，使瘀血化，新血生，故名"生化汤"。重用当归补血活血，化瘀生新，为君药。川芎活血行气，桃仁活血祛瘀，共为臣药。炮姜散寒温经止痛，黄酒温通血脉兼行药势，以之煎药，共为佐药。炙甘草和中缓急，调和诸药，用为使药。倘若乳汁缺少，可以猪蹄与通草同煎，为猪蹄汤，通经下乳。

9. 保产无忧汤

保产无忧芎芍归　荆羌芪朴菟丝依
枳甘贝母姜蕲艾　功效称奇莫浪讥

组成：川芎　当归　白芍　荆芥　羌活
炙黄芪　厚朴　菟丝子　枳壳　甘草　川
贝母　生姜　艾叶

解说：此方主治气血不和所致的胎动不安或胎位不正。川芎、当归、白芍养血活血，共为君药。以炙黄芪补气安胎，菟丝子益精护胎，厚朴、枳壳理气安胎，生姜温中，艾叶暖宫，合为臣药。川贝母寒润，荆芥、羌活祛风，以防外邪，是为佐药。甘草调和诸药为使药。

10. 泰山磐石饮

泰山磐石八珍全　去茯加芪芩断联
再益砂仁及糯米　妇人胎动可安痊

组成:人参　白术　炙甘草　当归　川芎　白芍　熟地黄　黄芪　黄芩　川续断　砂仁　糯米

解说:此方主治气血两虚之胎动不安,胎元不固。方中八珍汤(去茯苓)气血双补,共为君药。黄芪补气健脾,黄芩清热安胎,砂仁理气安胎,糯米平补脾胃,共为臣药。川续断补益精血,滋养肝肾,为佐药。炙甘草调和诸药为使药。

11.抵当丸

抵当丸用桃仁黄　水蛭虻虫共合方

蓄血胞宫少腹痛　破坚非此莫相当

组成:桃仁　大黄　水蛭　虻虫

解说:此方主治下焦蓄血。水蛭破血,虻虫逐瘀,共为君药。桃仁助君药活血化瘀,为臣药。大黄荡涤热邪,引导瘀血下行,为佐药。诸药合用,攻下瘀血,可治下焦蓄血之少腹满痛,精神不安。

12. 安胎饮子(附:神造汤)

安胎饮子建莲先　青苎还同糯米煎

神造汤中须蟹爪　阿胶生草保安全

组成:莲子肉　青苎麻根　糯米

解说:此方主治胎气不固。方用莲子肉益肾固胎为君药,青苎麻根清瘀热为臣药,糯米补脾为佐药。诸药合用,火清胎固,预防小产。神造汤用蟹爪、甘草、阿胶三味药。蟹爪破血,消积,堕胎,专治产后瘀积腹痛,癥瘕,难产,为君药。阿胶补血,甘草和中,为臣药。主治胎死腹中不下。

13. 固冲汤

固冲汤中芪术龙　牡蛎海蛸五倍同

茜草山萸棕炭芍　益气止血治血崩

组成:生黄芪　白术　煅龙骨　煅牡蛎

海螵蛸　五倍子　茜草　山茱萸　棕榈炭
白芍

解说:此方主治气不摄血而致的崩漏下血。生黄芪、白术共为君药,补气健脾,固冲摄血。山茱萸、白芍补益肝肾而敛阴血,煅龙骨、煅牡蛎、海螵蛸、棕榈炭、五倍子收敛固涩,同为臣药。茜草活血止血,使血止而不留瘀,为佐药。

附1:便用杂方

1. 望梅丸

望梅丸用盐梅肉　苏叶薄荷与柿霜
茶末麦冬糖共捣　旅行赍服胜琼浆

组成:盐制梅肉　紫苏叶　薄荷叶　柿饼霜　细茶叶　麦冬

解说:此方生津止渴,提神。盐制梅肉生津止渴,为君药。柿饼霜清热润燥,细茶叶清利头目,麦冬滋阴润燥,共为臣药。紫苏叶解热理气,薄荷叶清利咽喉,合为佐药。药共研极细末,加白糖制丸。旅行途中含化,可生津止渴,提神。

2.骨灰固齿散

骨灰固齿猪羊骨　　腊月腌成煅碾之
骨能补骨咸补肾　　坚牙健啖老尤奇

组成:腊月腌制的猪骨或羊骨。

解说:此方主治年老肾衰齿不固。骨能补肾固齿,二骨并用为君药。盐制引药入肾,为使药。将二骨用火煅,研极细末,每晨用牙刷蘸药末擦牙。

3.软脚散

软脚散中芎芷防　　细辛四味碾如霜
轻撒鞋中行远道　　足无箴疱汗皆香

组成:川芎　细辛　白芷　防风

解说:此方适用于缓解远行足部疲劳。川芎行气活血,为君药。细辛、白芷、防风散风胜湿,解痉止痛,共为臣药。各药共研极细末,撒少许于鞋袜内。可防止箴疱(水泡样小疙瘩)与汗臭,缓解疲劳。

附2:幼科

1. 回春丹

回春丹用附雄黄　冰麝羌防蛇蝎裹
朱贝竺黄天胆共　犀黄蚕草钩藤良

组成:白附子　雄黄　冰片　麝香　羌活　防风　蛇含石　全蝎　朱砂　川贝母　天竺黄　天麻　胆南星　犀牛黄　僵蚕　甘草　钩藤

解说:此方主治风痰壅盛之小儿惊风,抽搐,发热,斑疹,痰喘气急,五痫痰厥等。犀牛黄豁痰熄风开窍,麝香、冰片清热通窍,共为君药。白附子、胆南星、僵蚕、天麻、全蝎、钩藤祛风化痰熄风,朱砂、蛇含石镇心安神,天竺黄、川贝母清热化痰,雄黄燥湿祛痰,俱为臣药。羌活、防风祛风解痉,同为佐药。甘草调和诸药,为使药。

2. 抱龙丸(附:琥珀抱龙丸、牛黄抱龙丸)

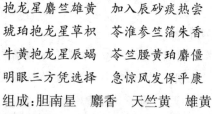

抱龙星麝竺雄黄　　加入辰砂痰热尝

琥珀抱龙星草枳　　苓淮参竺箔朱香

牛黄抱龙星辰蝎　　苓竺腰黄珀麝僵

明眼三方凭选择　　急惊风发保平康

组成:胆南星　麝香　天竺黄　雄黄

朱砂(辰砂)

解说:此方治痰热内蕴引发的发热抽搐,烦躁惊痫,痰喘气急等。方中以胆南星清热化痰镇痉,为君药。天竺黄清化热痰,雄黄燥湿祛痰,麝香开窍醒神,朱砂安神镇心,合为臣药。将方中胆南星、麝香、天竺黄、雄黄研粉,煎甘草为膏,加入诸药调和成丸,如皂角子大,以朱砂为衣,用薄荷汤送服。薄荷气轻上浮,清利头目,含佐药之意。甘草制各药之偏,调和诸药,可充为使药。琥珀抱龙丸由琥珀、人参、天竺黄、茯苓、檀香、生甘草、枳实、胆南星、朱砂、怀山药组成,牛黄抱龙丸由牛黄、胆南星、朱砂(辰砂)、全蝎、茯苓、天竺黄、雄黄(腰黄)、琥珀、麝香、僵蚕组成,二方都以金箔为衣。三方主治相近而有所偏重:抱龙丸以化痰为主,宜用于痰热内蕴重者;琥珀抱龙丸兼能补正,宜用于小儿体质较虚而痰热不重者;牛黄抱龙丸祛风豁痰之力最强,宜用于重症。

3. 肥儿丸(附:验方肥儿丸)

肥儿丸用术参甘　麦曲苓苓楂二诈

更合使君研细末　为丸儿服自安然

验方别用内金朴　苓术青陈豆麦联

槟曲蟾虫连楂合　砂仁加入积消痊

　　组成:人参　白术　炙甘草　麦芽　神曲　茯苓　芦荟　山楂　胡黄连　黄连使君子

　　解说:此方主治脾疳。使君子、芦荟驱虫消积,俱为君药。黄连、胡黄连清热下蛔,助君药消疳;山楂、麦芽、神曲消积导滞,共为臣药。人参、白术、炙甘草、茯苓补脾,同为佐药。验方肥儿丸由鸡内金、厚朴、茯苓、炒白术、青皮、陈皮、炒扁豆、炒麦冬、炒山楂、槟榔、干蟾、神曲、五谷虫、胡黄连、砂仁组成,亦治脾疳,比前方杀虫力强,而补脾作用弱。所以若是小儿体虚,宜用前方。

4.八珍糕

八珍糕与小儿宜　参术苓陈豆薏依

怀药芡莲糯粳米　健脾益胃又何疑

　　组成:党参　白术　茯苓　陈皮　白扁

豆　薏苡仁　怀山药　芡实　莲子肉　糯米　粳米

解说:此方主治小儿脾胃虚弱,形瘦色黄,腹胀便溏。党参、白术健脾益气,糯米、粳米健脾强胃,共为君药。白扁豆、茯苓、薏苡仁健脾利湿,俱为臣药。怀山药、芡实、莲子肉健脾止泻,陈皮理气,同为佐药。共研细粉,加白糖,蒸制成膏,开水冲调,或作茶点吃。

5. 保赤丹

保赤丹中巴豆霜　朱砂神曲胆星尝
小儿急慢惊风发　每服三丸自不妨

组成:巴豆霜　朱砂　胆南星　神曲

解说:此方主治小儿急慢惊风,及停食停乳,肚腹胀满,身热面赤,烦躁不安,大便秘结等。巴豆霜泻下祛痰,为君药。胆南星燥湿化痰,祛风解痉定惊;朱砂镇静安神,共为臣药。神曲健胃消食化滞,为佐药。